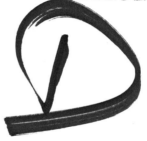

OIL
PULLING

Si este libro le ha interesado y desea que lo mantengamos
informado de nuestras publicaciones, puede escribirnos a
comunicacion@editorialsirio.com,
o bien registrarse en nuestra página web:
www.editorialsirio.com

Hemos hecho todo lo posible para que la información que se ofrece en este libro sea
completa y exacta. Sin embargo, ni la editorial ni el autor se proponen aconsejar ni
prestar ningún tipo de servicio profesional al lector. El contenido de esta obra no
pretende sustituir la consulta al médico. Todo lo relacionado con la salud requiere
supervisión médica. Ni la editorial ni el autor se hacen responsables de ningún daño
ni pérdida debidos supuestamente a cualquier información o sugerencia contenida
en este libro.

Título original: OIL PULLING THERAPY: DETOXIFYING AND HEALING THE BODY THROUGH ORAL CLEANSING
Traducido del inglés por Roc Filella Escolá
Diseño de portada: Editorial Sirio, S.A.
Imagen de portada: © Halfpoint - Fotolia.com

© de la edición original
2008 Bruce Fife

© de la presente edición
EDITORIAL SIRIO, S.A.

EDITORIAL SIRIO, S.A.
C/ Rosa de los Vientos, 64
Pol. Ind. El Viso
29006-Málaga
España

NIRVANA LIBROS S.A. DE C.V.
Camino a Minas, 501
Bodega nº 8,
Col. Lomas de Becerra
Del.: Alvaro Obregón
México D.F., 01280

ED. SIRIO ARGENTINA
C/ Paracas 59
1275- Capital Federal
Buenos Aires
(Argentina)

www.editorialsirio.com
sirio@editorialsirio.com

I.S.B.N.: 978-84-16233-02-1
Depósito Legal: MA-18-2015

Impreso en Imagraf Impresores, S. A.
c/ Nabucco, 14 D - Pol. Alameda
29006 - Málaga

Impreso en España

Dr. Bruce Fife

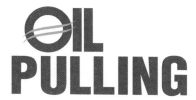

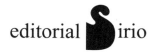

editorial Sirio

Una verdad nueva es un nuevo sentido, porque conlleva la capacidad de ver cosas que antes no podíamos ver —y cosas que no pueden ver quienes no conocen esa verdad.

WESTON A. PRICE,
odontólogo

UN NUEVO SISTEMA PARA GOZAR DE MEJOR SALUD

LOS ENJUAGUES CON ACEITE ME DEVOLVIERON LA VIDA

¿Tomar una cucharada de aceite vegetal, ponérmelo en la boca y distribuirlo por toda ella? Tara no se lo podía creer. ¿Cómo era posible que enjuagarse la boca con aceite mejorara la salud? Sencillamente, no parecía que tuviera sentido. Pero cuando inició esa inusual terapia, sus dudas se convirtieron en convencimiento.

«Empecé con los enjuagues hace siete meses —nos relata Tara, de Melbourne (Australia), en un mensaje dejado en www.earthclinic.com—. Hacía catorce años que padecía fatiga crónica [...] Estaba postrada en la cama y tenía una movilidad reducida».

La fatiga crónica no era su único problema. Tara también padecía fibromialgia… «Sufría dolores crónicos y tenía ideas suicidas. Apenas podía mover la lengua y me era imposible andar. Estaba muy enferma. Nunca antes había padecido nada de tanta gravedad».

La terapia del *oil pulling* le cambió por completo la vida, con una mejoría evidente día tras día: «Seguí con los enjuagues con aceite, y los cambios se fueron sumando progresivamente, hasta que al cabo de un par de semanas recuperé la salud normal [...] Hoy me encuentro bien y con fuerzas, y no necesito descansar tanto. Llevaba muchos años en esas condiciones, y el *oil pulling* me devolvió la vida. También me solucionó un problema de la piel con el que nada parecía que sirviera [...] Los enjuagues me han cambiado la vida». En pocas semanas, Tara había superado dos enfermedades crónicas que los médicos aseguran que son incurables.

«Es la terapia más eficaz que nunca he seguido —afirma Lee, de West Bountiful (Utah), en un mensaje a www.earthclinic.com—. Llevo un mes y tres días enjuagándome la boca con aceite, y mi mujer también. Es para ambos una experiencia desconcertante. Me siento mucho más sosegado, digiero mucho mejor y las deposiciones son más regulares, duermo estupendamente y ha desaparecido la distensión muscular que sufría. Tengo sesenta y cinco años, siento los dientes mucho más firmes y tengo la sensación de que me muevo en el cuerpo de alguien más joven».

Lee está tan convencido de la eficacia de esta sencilla terapia que dice: «Tonto es quien no estudie y pruebe este sistema durante un mes para comprobar que funciona».

¿Basta con un mes para invertir situaciones crónicas de muchos años? En los casos de Tara y Lee fue suficiente. Otros convienen en que necesitan uno o dos meses para conseguir resultados importantes.

«Pensé que era muy joven para tener artritis —es el testimonio de Catalina, de Puerto Vallarta (México), en un mensaje dejado en www.earthclinic.com—, pero empezaban a dolerme las articulaciones de los hombros, la cadera, las rodillas, los pies y el cuello. Después de dos meses de *oil pulling*, desaparecieron todos los dolores, y seis meses después sigo sin ellos. Tengo los dientes más blancos, la lengua más limpia y sonrosada, las encías de color más vivo, se me han reducido las bolsas oscuras de la parte inferior de los ojos y tengo menos canas. Sí, es verdad. Mi marido y yo hemos observado que las canas han disminuido en un 50%, y que vuelve a crecernos el pelo castaño».

También Catalina, como Lee, se siente más joven: «Duermo más profundamente, tengo más energía y me siento mucho mejor en todos los sentidos. Sé que suena demasiado bien para que sea verdad, pero después de nueve meses de *oil pulling*, no entiendo que todo se pueda deber a un efecto placebo. Hay algo que funciona. Nunca dejaré los enjuagues». Catalina coincide con Lee: «Pruébalo treinta días, y notarás los resultados».

Como afirmaba Tara, y en lo que probablemente Lee y Catalina estarían de acuerdo: «El *oil pulling* me devolvió la vida».

¿QUÉ ES TODO ESTO?

Los cambios de los que hablan Tara, Lee y Catalina parecen increíbles. ¿Es posible algo así? Por mis estudios y práctica de la medicina, era escéptico. Cuando oí hablar del *oil pulling* por primera vez, pensé, como hacen muchos, que era demasiado simple para que tuviera algún valor. ¿Cómo podía ser que enjuagarse la boca con aceite vegetal curara la artritis o la fatiga crónica? No tenía sentido. Lo que enmarañaba aún más el misterio era que la mayoría de quienes practicaban el *oil pulling* en aquella época lo hacían con aceite de girasol. No se conoce ninguna propiedad curativa especial de este aceite, así que me dispuse a olvidarme del asunto sin molestarme en indagar más sobre él.

Sin embargo, en los meses siguientes, seguí oyendo hablar del *oil pulling*, y muchas personas parecían convencidas de que algo había de verdad en él. Los testimonios parecían sinceros y convincentes. Eran explicaciones de primera mano, no historias que me contara el hermano de la mejor amiga de la hermana de quien fuera. Por carácter y formación, soy muy escéptico ante las «curas milagrosas», y cuestiono cualquier tratamiento cuya eficacia no esté demostrada, en especial los del campo de la salud natural. He visto que muchos tratamientos «naturales» han demostrado ser completamente inútiles. Lo habitual es que los promoviera alguna empresa para aligerar el bolsillo de los demás y llenarse el propio. Pensaba que estaba ante una más de esas falsas curaciones. Sin embargo, empecé a oír tantas cosas sobre los enjuagues con aceite que decidí estudiar el tema mejor para ver de qué iba todo aquello.

Busqué en Internet y encontré varias páginas en las que se hablaba de la técnica, además de muchos testimonios como los expuestos antes. Indagué en un intento de hallar información técnica, pero no encontré nada. Sin embargo, me llamó la atención que en ninguna de esas páginas se vendiera nada relacionado con el *oil pulling*. No lo promocionaban con fines lucrativos, sino simplemente para informar. La mayoría de las terapias y productos nuevos tienen alguna relación comercial. Era agradable observar que no ocurría así con el objeto de mis indagaciones.

Averigüé que el *oil pulling* no era un invento nuevo ni ningún inteligente truco comercial. Se trataba de una técnica que se llevaba practicando durante generaciones en la medicina ayurvédica. En los últimos años ha despertado mayor atención debido a la obra del doctor F. Karach, que la ha perfeccionado e incorporado a su práctica profesional, con notables resultados. En una conferencia que pronunció en Ucrania, explicó su técnica, que había despertado mucho interés, en especial en la India, donde la medicina ayurveda tiene un gran prestigio.

Al empezar a leer sobre el tema, pronto me di cuenta de que los increíbles efectos curativos asociados con los enjuagues con aceite tenían una razón lógica y de base científica, pero nadie parecía saber cuál era. Leí todo tipo de teorías sobre cómo funciona el *oil pulling* —succiona las toxinas del flujo sanguíneo a través de una vena que discurre por debajo de la lengua, la boca absorbe los ácidos grasos esenciales del aceite, activa las enzimas desintoxicantes especiales presentes en la saliva, equilibra los chakras o el flujo de energía *chi*, etc.— y todas tenían muy poca credibilidad. La gente no sabía por qué ni cómo funcionaba, así que sus explicaciones eran las que más posibles se les antojaban. Me sorprendió que nadie mencionara la que, para mí, parecía ser la explicación más evidente.

LA BOCA ES EL ESPEJO DEL CUERPO

Hace unos años escribí un libro sobre los beneficios del aceite de coco para la salud: *El milagro del aceite de coco*.

Mientras investigaba para aquel libro descubrí la clave que desvelaba el misterio que se esconde en el *oil pulling*. En publicaciones especializadas de medicina, y odontología en particular, había multitud de estudios que hablaban de la relación entre la salud bucal y la enfermedad sistémica. Empecé una investigación exhaustiva de cientos de estudios, y cuanto más buscaba, más pruebas hallaba que confirmaban la eficacia de los enjuagues con aceite como método terapéutico.

Se dice que los ojos son el espejo del alma. Pues bien, del mismo modo, la boca lo es del cuerpo. Con la observación de la boca, se pueden descubrir muchos datos sobre la salud de la persona. Los dientes infestados de caries, las encías tumefactas e inflamadas, el mal aliento, la decoloración de la lengua, las encías retraídas y sangrantes, los dientes amarillentos, la acumulación de placa bacteriana y sarro, los empastes, la falta de dientes, etc., son todos signos que reflejan el estado de salud del individuo. La boca forma parte del tracto digestivo. Si se mira en su interior, se ve una representación de la situación de todo el tracto intestinal. Si la boca está sana, también lo estarán los intestinos. Si los dientes y las encías se están deteriorando, la persona se está deteriorando también. La boca puede revelar señales de diabetes, sarampión, rubeola, leucemia, sífilis, sida, bulimia, colon irritado, ardor de estómago, cáncer y otras dolencias.[1]

Las bacterias y otros microorganismos que habitan en la boca afectan a la salud y están afectados por ella. La enfermedad influye en el tipo de bacterias que se desarrollan en el revestimiento de la boca, la lengua y la garganta. Las primeras fases del cáncer, por ejemplo, se pueden detectar por el tipo de bacterias presentes. Unas bocas contienen bacterias más perjudiciales que otras. Si estos organismos consiguen entrar en la corriente sanguínea, pueden producir estragos en todo el cuerpo.

Sabía que las bacterias de las infecciones orales podían penetrar en la sangre y causar infecciones en otras partes del cuerpo. Hay una serie de estudios que así lo demuestran. Lo que quería averiguar es de qué forma las bacterias bucales podían provocar o desencadenar artritis, fatiga crónica, diabetes y el resto de los trastornos para los que la gente asegura que los enjuagues con aceite son útiles.

Parece que el *oil pulling* es un método excelente para mejorar la salud bucal. Absorbe o saca (*pull*) las bacterias y las toxinas causantes de las enfermedades que se acumulan alrededor de los dientes y las encías, de modo que limpia la boca mucho mejor que cualquier cepillo de dientes o limpieza de boca. Existen innumerables testimonios sobre la eficacia de los enjuagues con aceite para blanquear los dientes, eliminar la placa dental, reducir la inflamación y la infección de las encías y mejorar la salud general de la boca. Si esta es el espejo de la salud de la persona, es comprensible que el *oil pulling* pueda influir en el estado general del cuerpo.

Otro indicio de la legitimidad de los enjuagues con aceite procede del doctor Joseph Phillips, cirujano dental y periodontista de Osseo (Wisconsin). Hace más de sesenta años, el doctor Phillips desarrolló una técnica para «sacar» las infecciones y los gérmenes de la boca utilizando un sistema muy distinto del *oil pulling*, pero con resultados notablemente parecidos. Su sistema se conoce como *Phillips Blotting Technique* (técnica Phillips de desecado) y se sigue practicando en la actualidad. Se dice de él que elimina la halitosis, las caries, la placa dental, el sarro y la gingivitis. Elimina las bacterias y toxinas que provocan las infecciones bucales. Estas infecciones, si no se tratan adecuadamente, se pueden extender a otras partes del cuerpo, provocando todo tipo de dolencias infecciosas y crónicas.

Se ha dicho que la técnica Phillips de desecado no solo mejora la salud dental, sino también problemas sistémicos como la artritis y la dermatitis. Con ella se utiliza un cepillo de dientes de diseño especial. El cepillo desecante se parece a cualquier otro tradicional, pero se sujeta de forma distinta, tiene mayor densidad de cerdas y estas son de relieve más pronunciado. Los dientes no se cepillan, sino que se secan. Mediante la acción capilar, las bacterias que forman la placa se retiran de los dientes y las encías y se adhieren a las cerdas.

Quienes han utilizado la técnica Phillips de desecado dicen que se han recuperado completamente de la gingivitis y de las caries. La técnica del doctor Phillips fue diseñada específicamente para mejorar la salud bucal, cosa que al parecer hace a la perfección, pero como consecuencia de la eliminación de la boca de las bacterias causantes de enfermedades también mejoran otros diversos problemas de salud.

Me sorprendió la similitud entre el *oil pulling* y la técnica Phillips. Los dos son muy eficaces para eliminar las bacterias causantes de diferentes dolencias y mejorar la salud bucal. Las personas hablan de notables recuperaciones de problemas de salud dental y sistémica gracias a ambos métodos. Sin embargo, los enjuagues con aceite tienen varias ventajas: además de que no hay que comprar ni utilizar ningún cepillo especial, los enjuagues se pueden hacer en cualquier lugar y son mucho más minuciosos. El cepillo no puede llegar a todos los rincones y recovecos de la boca. En cambio, el aceite baña todas las superficies de los dientes, las encías y otros tejidos blandos, por lo que la limpieza es mucho mayor y minuciosa.

UNA CURA SENCILLA

A diferencia de la mayoría de los tratamientos médicos, los enjuagues con aceite son muy sencillos, completamente inocuos y muy baratos. No cuestan más que lo que pueda valer una cucharada de aceite vegetal al día —menos incluso que una tableta de vitaminas—. Sin embargo, es una de las formas de terapia más eficaces que jamás he visto. Como médico especialista en nutrición y naturopatía, he conocido muchas formas de terapia. Después de estudiar el *oil pulling* y de probarlo yo mismo, puedo asegurar que supera con mucho a cualquier otra forma de terapia natural.

Una de las cosas que realmente me impresionaron durante mis investigaciones fue la gran cantidad de testimonios sobre la eficacia del *oil pulling*, lo cual es importante. Si las reacciones positivas fueran escasas, se podrían atribuir al propio deseo de curarse o al efecto placebo, pero las de los enjuagues con aceite eran tantas que no se las podía ignorar. El simple volumen de resultados positivos demuestra que algo está sucediendo; no se puede deber todo a una histeria o una obsesión masivas sobre el tema.

El resultado más evidente del *oil pulling* es una mejor salud bucal. Los dientes se vuelven más blancos, las encías más sonrosadas y con un aspecto más sano, y el aliento más fresco. Esto solo bastaría para certificar la utilidad de los enjuagues. Pero lo verdaderamente notable es que los beneficios para la salud no acaban aquí. También mejoran o se solucionan completamente muchos problemas de salud, incluidos algunos para los que la ciencia médica aún no ha encontrado remedio. El *oil pulling* tiene el potencial de ayudar prácticamente en cualquier enfermedad o dolencia crónica.

La siguiente es una lista de algunas de las dolencias más habituales que las personas afirman que han reaccionado con los enjuagues con aceite vegetal:

Absceso dental	Encías sangrantes
Acné	Enfermedad de Crohn
Alergias	Enfermedad periodontal
Artritis	Estreñimiento
Asma	Fatiga crónica
Bronquitis	Halitosis
Caries	Hemorroides
Colitis	Hipertensión
Congestión nasal	Insomnio
Dermatitis	Jaquecas
Diabetes	Síndrome premenstrual
Dolor de espalda y cervicales	Sinusitis
Eccema	Úlceras pépticas

Además de las dolencias anteriores, estudios médicos señalan que las siguientes también pueden estar relacionadas directamente con la salud bucal y responder a la terapia de los enjuagues:

Absceso cerebral	Cáncer
Acidosis	Cardiopatía
Aterosclerosis	Derrame cerebral

Enfermedad de Paget
Enfermedad hepática
Enfisema
Episodios psicóticos
Gota
Hiperglucemia
Infertilidad
Insuficiencia renal
Mal de la vesícula biliar
Meningitis
Muchos tipos de enfermedades infecciosas

Neumonía
Osteoporosis
Parto prematuro o con bebé de peso insuficiente
Preeclampsia
Síndrome de distrés respiratorio del adulto
Síndrome del shock tóxico
Trastornos de la sangre
Trastornos nerviosos

Básicamente, la salud de la boca y los tipos de organismos que viven en ella pueden afectar a todas las partes del cuerpo.

LA NUEVA TERAPIA DEL *OIL PULLING*

Durante mi investigación, me impresionó la cantidad de estudios específicos relacionados con la terapia de los enjuagues con aceite. Aunque los que trataban de los efectos del propio *oil pulling* eran pocos, había cientos de investigaciones que relacionaban la salud bucal con enfermedades sistémicas y crónicas. Existía una sólida base científica de los muchos efectos positivos que se observaban en el *oil pulling*.

Empecé yo mismo a enjuagarme la boca con aceite, en mi caso con aceite de coco. Para conseguir resultados pronto, comencé a hacerlo tres veces al día, con el estómago vacío, antes de cada comida. Los resultados fueron casi inmediatos, pero distintos de lo que jamás hubiera esperado. Empecé a moquear y enronquecer de forma inhabitual, una situación que poco a poco derivó en laringitis. Al principio pensé que se trataba de la gripe, pero hacía más de ocho años que no había padecido un resfriado y mucho menos gripe, y nadie de la familia ni del trabajo estaba enfermo. Lo raro de esa «gripe» era que no me encontraba mal. Tenía la fuerza de siempre, dormía bien y no sentía ninguno de los dolores típicos que se asocian con esa enfermedad. Pronto me di cuenta de que no era gripe, sino una reacción limpiadora debida a los enjuagues con aceite. Había leído de otras personas que habían experimentado las mismas crisis curativas cuando empezaron con el tratamiento. Lo que realmente me convenció de aquella experiencia fue enterarme de un hombre que había desarrollado unos síntomas exactamente iguales que los míos. Al cabo de unos días, todos ellos desaparecieron. De vez en cuando aparecían otros distintos. Tuve un dolor de muelas que se prolongó un día entero, y del mismo modo que llegó se desvaneció. Dos días después, empezó a dolerme otro diente, un dolor que también despareció al día siguiente. En ocasiones sufría un ataque de tos y expulsaba una mucosidad muy compacta.

Me pareció muy interesante, porque he seguido muchos programas de «desintoxicación», y el *oil pulling* funcionaba como el mejor para eliminar toda la porquería de mi cuerpo y, debo admitirlo, lo hacía sin exigirme apenas esfuerzo alguno. Los enjuagues, por ejemplo, son mucho más fáciles que una dieta de solo agua. Tenía la boca claramente más limpia y de aspecto mucho más sano. Los dientes empezaron a adquirir un color más blanco y la lengua, un color sonrosado; además, tenía el aliento puro y fresco.

El cambio más evidente se reflejaba en mi cara. Llevaba treinta años batallando con una dermatitis crónica. Apareció por primera vez cuando estaba en la universidad. De forma periódica, se me enrojecían la cara y el pecho, con un color rojo brillante. Se me descamaba la piel, lo cual me provocaba muchos picores y dolor. A veces la inflamación era tan aguda que la piel se me agrietaba y supuraba. Fui a varios dermatólogos pero ninguno supo de qué se trataba ni le dio mucha importancia; solo me decían que usara cremas con cortisona para reducir la inflamación y que no me preocupara.

Con el paso de los años, la dolencia se agravó y se manifestaba con mayor frecuencia. Llegó un momento en que la inflamación de la cara y el pecho se prolongaba las veinticuatro horas del día, unas veces de forma más aguda que otras. Probé todo tipo de cremas, lociones, medicamentos, suplementos dietéticos y hierbas, sin resultado alguno. Incluso me hice pruebas para detectar posibles alergias o intolerancias a algún tipo de alimento, también sin resultado alguno.

Comencé a cuidar mejor de mi salud y a estudiar dietética, nutrición y medicina natural. Cambié de dieta por completo. Tardé varios años, pero con la mejora de la dieta mejoraba también mi piel. La inflamación remitía y la descamación era menos frecuente. Se trataba, sin lugar a dudas, de una mejora sustancial, pero no completa. Seguí varios programas de desintoxicación, incluidas muchas dietas a base de agua o zumos de hasta treinta días, pero el problema no se solucionaba. Seguía con las rojeces y las escamas de la piel.

Observé que cuando tenía debilitado el sistema inmunitario debido a un estrés excesivo, una infección o el consumo de demasiado azúcar, aparecían de nuevo las erupciones.

Algunas sustancias, en particular el glutamato monosódico, también me debilitaban el sistema inmunitario y me provocaban sarpullidos. Cuando comía fuera de casa, podía decir si el restaurante en cuestión utilizaba glutamato monosódico, porque en un par de horas la cara se me llenaba de erupciones de aspecto horrible, que me picaban mucho y duraban varios días.

Desde el primer momento en que empecé con los enjuagues con aceite, las rojeces de la cara desaparecieron por completo, y desde entonces no he tenido ninguna erupción, ni siquiera cuando (en Navidad) me excedo con la comida y tomo mucho más azúcar del habitual. Esto es algo que quiero destacar. El *oil pulling* ha hecho por este problema mucho más que cualquiera de los programas de desintoxicación que jamás he probado, incluidas las dietas prolongadas. Hoy creo que los sarpullidos se debían a bacterias que habitaban en mi boca. Cuando mi sistema inmunitario flaqueaba, las bacterias podían proliferar. Probablemente las toxinas que liberaban esas bacterias eran las que hacían que mi piel reaccionara y se quebrara. En ese punto, supe que los enjuagues con aceite funcionaban y podían ser el sistema más eficaz para mejorar la salud de forma natural.

También ocurrió otro hecho importante. Toda la vida he tenido mucha caspa. No era un poquito aquí y allá, sino escamas enormes que caían por todas partes. Nada de lo que probaba la detenía. Lo único que podía hacer era controlarla con un champú medicinal. Los champús y jabones corrientes no servían de nada. Necesitaba un champú especial anticaspa. Cuando descubrí las propiedades del aceite de coco, sustituí por este todos los champús. Me masajeaba la cabeza con aceite de coco, dejaba que me impregnara el pelo unos minutos y luego me lo lavaba con un gel corriente. Para evitar una auténtica tormenta de nieve, tenía que usar de forma habitual champú anticaspa o aceite de coco. Si los dejaba más de una semana, la caspa reaparecía con fuerza, como si quisiera vengarse.

Como el *oil pulling* me había ido tan bien para la cara, pensé que también produciría un efecto en la caspa crónica. Así que, como experimento, dejé el aceite de coco y pasé a lavarme el pelo con un champú corriente. Lo normal era que la caspa reapareciera al cabo de más o menos una semana. Pasaron siete días y no había señal alguna de ella. Quince días, y sin signos evidentes. Dos semanas sin caspa. Estaba asombrado. Al cabo de tres semanas, el 95% de mi cabeza aparecía libre de esta afección. Nunca antes, sin ayuda del aceite de coco o algún champú medicinal, pude conseguir estar tanto tiempo sin caspa; nunca. Este problema lo provoca un hongo (*Malassezia globosa*) que crece en la piel y, en mayor o menor grado, afecta hasta a un 90% de la población. En su abundancia pueden influir el funcionamiento del sistema inmunitario y la dieta. Normalmente, la caspa se puede controlar con champús medicinales antihongos. Y, al parecer, también con los enjuagues con aceite.

Y ocurrió algo más. Una verruga que tenía en la cara desde hacía al menos veinte años de repente desapareció. Las verrugas las provoca un virus (*Human papillomavirus*) y, al parecer, el *oil pulling* es como una aspiradora que absorbe los virus, las bacterias y los hongos del cuerpo. Algunos profesionales de la salud creen que la mayoría de las enfermedades se debe a infecciones. Si es así, el *oil pulling* puede ser uno de los mejores sistemas de curación de que disponemos.

Seguí investigando, experimentando y hablando del tema con otras personas. Con el paso del tiempo combiné el método de los enjuagues con aceite del doctor Karach (mencionado en este capítulo) con lo que averigüé sobre la ciencia en que se basa. Lo perfeccioné, lo mejoré y elaboré un sistema de desintoxicación más completo, al que llamo «terapia del oil pulling del doctor Fife». Este libro no solo trata de los enjuagues con aceite, sino que es un curso completo sobre esta terapia.

Capítulo 2

BACTERIAS, HONGOS Y CARIES

LOS HABITANTES DE LA BOCA

La boca es como una selva tropical. Calurosa, húmeda y con una temperatura constante durante todo el año. Al igual que la selva tropical, está repleta de vida: bacterias, virus, hongos y protozoos. No los podemos ver, pero la boca alberga miles de millones de microorganismos. De entre ellos, los más numerosos, con mucha diferencia, son las bacterias: cortas, largas, gruesas y delgadas, todas están representadas. Son tantas las bacterias que viven en la boca que su población supera con mucho la de las personas que habitamos en el planeta.

En la boca, esas mocosas disponen de muchísima comida. ¿Qué les gusta? Les encantan las *pizzas*, los helados y la bollería. Comen lo que nosotros comamos. Les sientan muy bien las dietas a base de azúcar e hidratos de carbono, sus alimentos preferidos. Disfrutan con las sabrosas miguitas que se quedan entre los dientes o se hunden en los pliegues que se forman entre las mejillas y las encías, donde pueden pasarse horas mordisqueándolas. No es extraño, pues, que en un medio tan ideal, nuestra boca sea el hogar de tantísimas criaturas.

La boca es, en esencia, un miniecosistema. Las previsiones meteorológicas son siempre las mismas: 35 °C, a menos que estemos enfermos, con un 100% de humedad. Los microorganismos son selectivos. No nos colonizan la boca de manera aleatoria, sino que forman comunidades. Como cualquier ecosistema de la selva tropical, algunas de cuyas criaturas prefieren vivir en el suelo, otras en los árboles y otras en el agua, los microorganismos de nuestra boca eligen su propio espacio donde vivir. Unos se decantan por los dientes, otros por el espacio entre estos y las encías, otros por el paladar y otros por las bolsas que se forman delante o detrás de la lengua. Aunque pueden estar en contacto unas con otras, cada microcomunidad tiene una población distinta.

Cada persona tiene un conjunto exclusivo de comunidades de microorganismos que viven en su boca. El londinense alberga microcomunidades distintas de las del neoyorquino, quien, a su vez, tiene grupos de organismos diferentes de los de quien vive en Nueva Orleans. Estas comunidades difieren incluso entre los miembros de una misma familia. Pese al contacto muy estrecho, el marido y la esposa tienen sus propias poblaciones microbianas.

Estas microcomunidades son exclusivas de cada persona porque el medio o la ecología de cada boca son únicos. El medioambiente de nuestra boca es consecuencia de qué comemos, cómo vivimos, la genética, el sexo, etc. El estrés, por ejemplo, puede afectar a nuestro sistema inmunitario, el cual, a su vez, afecta a los microbios de nuestra boca. Los niveles de hormonas también influyen; determinadas hormonas estimulan el crecimiento de unos organismos u otros. Las personas que se encuentran en un estado de deshidratación subclínica la mayor parte del tiempo producen menos saliva; esta contiene reguladores y enzimas que afectan profundamente al entorno y a la población microbiana. El tabaco y el alcohol también desempeñan un papel. Uno de los factores más importantes es la dieta. El azúcar y otros hidratos de carbono actúan como los fertilizantes que utilizamos en el jardín; en su presencia proliferan las bacterias y las levaduras.

El estado de salud también afecta al tipo de organismos que habitan en nuestra boca. Un nivel de azúcar alto en la sangre, como ocurre con la diabetes, fomenta el crecimiento de determinadas bacterias bucales. Las personas con sobrepeso tienen en la boca microbios diferentes de los de las personas con peso normal. Los investigadores médicos pueden establecer incluso determinados estados de salud basándose únicamente en las microcomunidades de la boca. Así pues, son muchos los factores que influyen en las micropoblaciones de nuestra boca.

Los microorganismos empiezan a habitar en la boca en cuanto nacemos. Esta y el tracto digestivo del recién nacido son estériles, pero enseguida comienzan a ser colonizados por la microflora del aire, por el contacto con los padres y los hermanos, y por todo lo que el niño se lleva a la boca.

A las personas nos crecen en la cavidad bucal una cantidad inimaginable de bacterias. De hecho, los humanos tenemos en la boca más bacterias que los perros. Considerando todos los sitios asquerosos en los que a los perros les gusta meter el hocico o la boca, tienen esta increíblemente limpia. Se absorben más gérmenes al besar en los labios al cónyuge que al besar a un perro que esté babeando. Asqueroso, pero así es. Los perros tienen en la saliva anticuerpos que no se encuentran en la boca de las personas. Estos anticuerpos matan los gérmenes causantes de enfermedades.

La doctora Roberta M. Meehan afirma: «Solía hacer una práctica de laboratorio con mis alumnos. Cada semestre, en la asignatura de microbiología los estudiantes recogían una muestra de la boca de un recién nacido y otra de la de un perro». Cabría pensar que el bebé recién nacido tiene en la boca una cantidad mínima de bacterias, en especial si se la

El interior de la boca

- Las células que recubren el interior de nuestra boca se renuevan entre cada tres y siete días.
- Las bacterias que se encuentran en la boca de las personas se dividen en dos clases: planctónicas o de libre flotación, que se pueden encontrar en la saliva, y las de la biopelícula, que se establecen en la superficie de la boca, por ejemplo, en los dientes y la lengua.
- La boca humana alberga más de seiscientos tipos de bacterias. Se calcula que la cantidad total ronda los diez mil millones.
- Las bacterias anaeróbicas producen enzimas y toxinas como subproductos, que dañan e irritan las encías, provocando que estas se inflamen y sangren.
- El cepillado de la boca solo llega al 60% de la superficie de los dientes, y no alcanza a la placa que se encuentra en los recovecos de muy difícil acceso que hay entre ellos.

compara con la del perro. Pero no es así: «Todos se quedaban asombrados. La boca del bebé estaba repleta de bacterias; en cambio, la del perro estaba relativamente libre de ellas. Y lo mismo ocurría todos los semestres; cualquier veterinario lo puede confirmar».

Es difícil imaginar la gran cantidad de bacterias que vive en nuestra boca. Un trozo diminuto de placa dental que pueda arrancar la punta de un palillo contiene entre diez y cien millones de bacterias. Nuestro cuerpo bulle de vida microscópica. Por mucho que nos empeñemos en librarnos de ellas, la cantidad de bacterias que llevamos en el interior y el exterior del cuerpo es mayor que la de células que lo componen. Solo en el intestino viven unos cien billones de bacterias, una cifra que multiplica por diez la de las células del cuerpo humano. Muchas de las mismas bacterias que viven en nuestra boca también fijan su residencia en los intestinos y la piel. Sin embargo, muchas otras no se encuentran en ningún otro sitio, y prefieren el clima cálido y húmedo de la cavidad bucal. Hay más de seiscientas especies distintas de bacterias viviendo en nuestra boca, junto con cientos de especies de virus, hongos y protozoos. Se descubren continuamente especies nuevas. Solo se ha estudiado con detalle una pequeña fracción de ellas. Del resto sabemos muy poco, y menos aún de cómo puedan afectar a nuestra salud dental y general.

LA SALIVA

Algunas bacterias bucales son relativamente benignas y, en algunos casos, incluso beneficiosas. Otras son más agresivas y provocan más problemas, como caries y enfermedad de las encías. Uno de los bichos más fastidiosos es el *Streptococcus mutans* (*S. mutans*). Es la primera causa de las caries. Esta especie y otras como ella se desarrollan muy bien con el azúcar y los hidratos de carbono refinados. Como parte del proceso digestivo de las bacterias, el azúcar se convierte en ácido y es liberado como un producto residual. Este ácido erosiona el esmalte de los dientes, con lo que se debilita la capa protectora de estos y se inicia la caries. Esta es la razón de que las personas que abusan de los dulces tengan muchísimas caries.

Por mucho que nos cepillemos los dientes, usemos el hilo dental o intentemos esterilizar la boca con desinfectantes orales, el efecto de todo ello en la población microbiana es muy escaso. La mayoría de los organismos sobrevive al tratamiento y rápidamente se multiplica y repuebla este hábitat ideal. La batalla contra estos ocupantes ilegales es constante.

Si no fuera por la saliva, los dientes se pudrirían y la boca estaría repleta de infecciones, por mucho que la cuidáramos. La saliva es fundamental para la digestión de los alimentos y para la salud bucal. Contiene una compleja mezcla de enzimas, reguladores, anticuerpos y nutrientes que combaten la enfermedad y facilitan el buen trabajo conjunto de dientes y encías.

Las enzimas de la boca inician el proceso de digestión de los alimentos que tomamos. Estas enzimas descomponen los hidratos de carbono, los principales componentes nutritivos de los cereales, la fruta y las verduras, en unidades más pequeñas y azúcares simples. Las bacterias se alimentan de estos mismos carbohidratos y azúcares, produciendo así ácidos potencialmente dañinos. La saliva diluye los ácidos y los neutraliza con reguladores químicos. De esta forma se mantiene un pH más neutro.

La saliva contiene anticuerpos y componentes antimicrobianos que contribuyen a la eliminación de determinados organismos patógenos. Lamentablemente, estos componentes no matan todos los bichos problemáticos, y la boca y la saliva siguen albergando muchos gérmenes que pueden ser perjudiciales.

La saliva también contiene una alta concentración de ciertos iones minerales, en especial calcio y fosfato, los principales ingredientes de los dientes. Con ella se pueden remineralizar, y así reparar, las lesiones microscópicas del esmalte dental.

La saliva se produce durante el día. Su secreción aumenta en determinados momentos, por ejemplo, mientras se come. Por la noche, cuando dormimos, prácticamente no se produce. Las personas que no ingieren suficientes líquidos a lo largo del día se deshidratan de forma crónica. Como consecuencia de ello, no producen saliva suficiente para protegerse adecuadamente de las caries. La deshidratación crónica o los problemas de salud que reducen la producción de saliva provocan una cantidad significativamente mayor de caries y gingivitis.

LA SALIVA

- Producimos aproximadamente un litro de saliva al día.
- Una cucharadita pequeña de saliva contiene unos dos mil quinientos millones de células bacterianas.
- La boca no secreta saliva mientras dormimos. Por esto, si lo hacemos con la boca abierta, esta se nos reseca.

LAS BACTERIAS MÁS HABITUALES DEL CUERPO HUMANO

Bacteria	Piel	Conjuntiva	Nariz	
Staphylococcus epidermidis	++	+	++	
Staphylococcus aureus*	+	+/-	+	
Streptococcus mitis	-	-	-	
Streptococcus salivarius	-	-	-	
Streptococcus mutans*	-	-	-	
Enterococcus faecalis*	-	-	-	
Streptococcus pneumoniae*	-	+/-	+/-	
Streptococcus pyogenes*	+/-	+/-	+/-	
Neisseria sp.	-	+	+	
Neisseria meningitides*	-	-	-	
Veillonellae sp.	-	-	-	
Enterobacteriaceae*	-	+/-	+/-	
(Escherichia coli) Proteus sp.	-	+/-	+	
Pseudomonas aeruginosa*	-	-	-	
Haemophilus influenzae*	-	+/-	+	
Bacteroides sp.*	-	-	-	
Bifidobacterium bifidum	-	-	-	
Lactobacillus sp.	-	-	-	
Clostridium sp.*	-	-	-	
Clostridium tetani	-	-	-	
Corinebacterias	++	+	++	
Micobacterias	+	-	+	
Actinomycetes	-	-	-	
Espiroquetas	-	-	-	
Micoplasmas	-	-	-	

Clave: ++ = casi100 % + = comunes +/- = raras - = ninguna * = patógena potencial (in situ)

La piel y las membranas mucosas del cuerpo humano están en permanente contacto con el entorno y son colonizadas fácilmente por determinadas especies microbianas. La mezcla y la cantidad de organismos que se encuentran de forma regular en cualquier sitio son extremadamente complejas. Las bacterias son las más numerosas. La tabla anterior muestra su distribución. En ella solo se relaciona una fracción del total de especies bacterianas que se producen como flora normal de las personas, y no figura la cantidad total ni la concentración de bacterias en cualquier sitio.

	Faringe	Boca	Intestino bajo	Uretra anterior	Vagina
	++	++	+	++	++
	+	+	++	+/-	+
	+	++	+/-	+	+
	++	++	-	-	-
	+	++	-	-	-
	+/-	+	++	+	+
	+	+	-	-	+/-
	+	+	+/-	-	+/-
	++	+	-	+	+
	++	+	-	-	+
	-	+	+/-	-	-
	+/-	+	++	+	+
	+	+	+	+	+
	+/-	+/-	+	+/-	-
	+	+	-	-	-
	-	-	++	+	+/-
	-	-	++	-	-
	-	+	++	-	++
	-	+/-	++	-	-
	-	-	+/-	-	-
	+	+	+	+	+
	+/-	-	+	+	-
	+	+	+	+/-	+
	+	++	++	-	-
	+	+	+	+/-	+

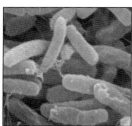

E. coli

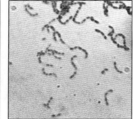

S. mutans

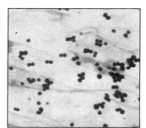

S. aureus

Fuente: Todar, K., *Todar's Online Textbook of Bacteriology*, University of Wisconsin-Madison, Department of Bacteriology.

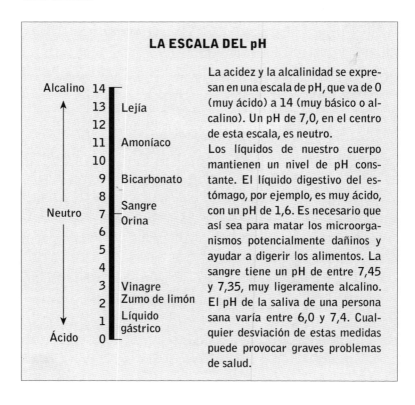

LA ESCALA DEL pH

Alcalino 14	
13	Lejía
12	
11	Amoníaco
10	
9	Bicarbonato
8	
Neutro 7	Sangre / Orina
6	
5	
4	
3	Vinagre
2	Zumo de limón
1	Líquido gástrico
Ácido 0	

La acidez y la alcalinidad se expresan en una escala de pH, que va de 0 (muy ácido) a 14 (muy básico o alcalino). Un pH de 7,0, en el centro de esta escala, es neutro.

Los líquidos de nuestro cuerpo mantienen un nivel de pH constante. El líquido digestivo del estómago, por ejemplo, es muy ácido, con un pH de 1,6. Es necesario que así sea para matar los microorganismos potencialmente dañinos y ayudar a digerir los alimentos. La sangre tiene un pH de entre 7,45 y 7,35, muy ligeramente alcalino. El pH de la saliva de una persona sana varía entre 6,0 y 7,4. Cualquier desviación de estas medidas puede provocar graves problemas de salud.

Otro problema es el consumo excesivo de azúcar e hidratos de carbono refinados. El azúcar favorece el crecimiento de bacterias productoras de ácido. Los iones de bicarbonato de la saliva poseen la capacidad de contrarrestar el ácido que se produce en la mayoría de las dietas más tradicionales o ancestrales. En consecuencia, nuestros antepasados tenían muchas menos caries que nosotros. La mayor parte de las dietas actuales contienen demasiado azúcar procesado y carbohidratos refinados, que las enzimas digestivas de la saliva transforman fácilmente en glucosa. El ácido que produce el consumo de una dieta alta en hidratos de carbono aumenta la capacidad reguladora natural de la saliva: las bacterias productoras de ácido como la *Streptococcus mutans* tienden a superpoblar la boca de quienes siguen dietas muy altas en hidratos de carbono.

PROBLEMAS BUCALES HABITUALES
La halitosis

¿Te preocupa tu mal aliento crónico? Si es así, puedes echarles la culpa a las bacterias que habitan en tu boca. Determinadas bacterias que dominan en la zona posterior de la parte superior de la lengua pueden producir halitosis, conocida también como mal aliento.

Alrededor del 20% de la población padece halitosis, que no es lo mismo que el olor de boca pasajero que provocan los alimentos. La halitosis suele ser crónica, consecuencia del tipo de bacterias que residen en la boca. Aunque no es realmente una afección dental, refleja la salud y el estado bucal. Una boca sana, en un cuerpo sano, no debe despedir ningún olor desagradable.

Las bacterias que colonizan la zona trasera de la parte superior de la lengua varían de una persona a otra. La halitosis la causan determinadas especies de bacterias que aquellos con aliento fresco no tienen en gran cantidad.

La halitosis no se considera en sí mismo un problema grave, pero es molesto e interfiere en la vida social. El aliento desagradable también puede ser signo de caries o enfermedad de las encías.

Los dentistas recomiendan cepillarse no solo los dientes, sino también las encías y la lengua, para eliminar todas las bacterias malolientes. También son recomendables los lavados antisépticos, pero estas medidas son solo pasajeras, ya que las bacterias enseguida se autorrestablecen.

LAS BACTERIAS BUCALES

- Tenemos más bacterias en la boca que personas habitan la Tierra.
- Un inodoro común tiene menos bacterias por centímetro cuadrado que la boca humana.
- En estos momentos, albergas en la boca más bacterias que las que pueda haber en la suela de cualquier zapato.

La caries dental

La caries dental es consecuencia de la putrefacción del diente. Si no se trata, sigue creciendo, causando dolor y, al final, la muerte del diente. Es una de las dolencias más comunes del mundo. Se calcula que el 90% de los niños en edad escolar de todo el mundo han sufrido algún tipo más o menos grave de caries.

La putrefacción del diente la inician bacterias productoras de ácido que se alimentan de azúcares (sacarosa, fructosa y glucosa). Estas bacterias se nutren de los hidratos de carbono —que las enzimas digestivas de la boca descomponen en azúcares— y los alimentos azucarados. En consecuencia, aumentan los niveles ácidos de la boca.

La mayoría de las caries empiezan en la parte de esmalte duro que rodea la superficie expuesta de los dientes, y poco a poco se abre camino hacia la dentina interior, más blanda. El esmalte es más vulnerable a las caries por el simple hecho

EL DIENTE SANO

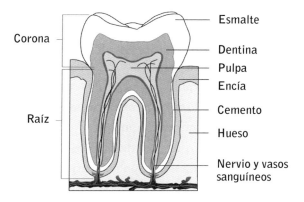

La superficie de los dientes está recubierta de un material muy duro y denso llamado esmalte. Es el tejido más duro del cuerpo humano. Debajo de las encías, las raíces de los dientes no están cubiertas de esmalte, sino de una capa delgada y dura llamada cemento. Por debajo del esmalte y el cemento está la dentina. Esta es menos dura que aquellos, y de composición similar a la de los huesos. Constituye la mayor parte del diente. En el centro del diente se sitúa la pulpa, que contiene el nervio y los vasos sanguíneos.

de que está en estrecho contacto con las bacterias y los ácidos que disuelven los minerales. Nuestros dientes prefieren un entorno ligeramente alcalino y son muy sensibles a los cambios del pH. Los dientes son una prolongación del esqueleto y, al igual que los huesos, forman un tejido vivo que se mineraliza y desmineraliza constantemente. En un entorno ácido bajo o ligeramente alcalino, la remineralización se produce a mayor velocidad que la desmineralización y los dientes se vuelven más densos y más fuertes. Cuando el pH de la superficie de los dientes cae por debajo de 5,5 (medianamente ácido), la desmineralización del esmalte avanza más deprisa que la remineralización, y el resultado es una pérdida neta de densidad mineral. Cuando el esmalte queda desmineralizado, las bacterias pueden penetrar en los dientes y provocar caries.

Con unas encías sanas, es menos probable que se desarrollen caries en la raíz, porque las bacterias productoras de ácido no pueden llegar a su superficie. Cuando la encía se separa del diente, queda expuesto el cemento, la delgada capa dura que cubre la raíz. El cemento así expuesto es más vulnerable a la desmineralización que el esmalte. Comienza a desmineralizarse con un pH de solo 6,7. Cuando la encía retrocede, la raíz queda expuesta a la caries.

Si la caries solo ha penetrado en el esmalte, es posible que no cause dolor. Si se extiende a la dentina, el diente puede ser sensible al calor, el frío o los alimentos dulces. Cuando afecta a la pulpa, normalmente el dolor es continuo y punzante. Si no se trata, se puede desarrollar un absceso, hasta

PROGRESIÓN DE LA CARIES

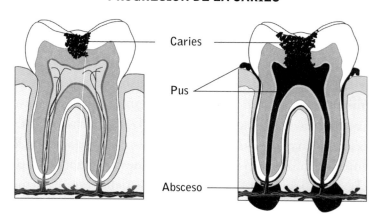

La caries se abre paso a través del esmalte hasta llegar a la dentina y la pulpa. Cuando las bacterias entran en esta, se puede desarrollar un absceso.

que el diente muere. En esta fase, el dentista aplicará una endodoncia (o tratamiento de conducto radicular) o extraerá el diente.

La placa dental

La placa es la acumulación de mucosidades, partículas de alimentos, bacterias y otros microorganismos, y los productos de todos ellos, que forman una masa pegajosa de color amarillento en la superficie de los dientes. A diferencia del sarro, la placa dental es suave y se puede eliminar fácilmente con el cepillado y lavado de los dientes. La acumulación de placa puede provocar una enfermedad periodontal (piorrea o gingivitis), además de pudrir los dientes.

La placa se empieza a formar en la superficie de los dientes durante los veinte minutos posteriores a la ingestión de alimentos. Se suele acumular en las zonas de difícil acceso para el cepillo, por ejemplo entre los dientes.

El sarro

El sarro es un depósito mineral que se desarrolla sobre los dientes. Básicamente es una placa que, con el tiempo, se mineraliza. Es duro y se adhiere con fuerza a los dientes. No se puede eliminar con el cepillado y lavado. Para su erradicación suelen ser necesarias unas herramientas dentales especiales.

El sarro se puede formar por encima o por debajo del borde de la encía. Las bacterias que forman la placa y se adhieren al sarro pueden irritar e inflamar las encías, provocando así piorrea o gingivitis.

La gingivitis

La gingivitis es una inflamación de las encías. Es la primera fase de la enfermedad de la encía (enfermedad periodontal). Los síntomas habituales de la gingivitis son encías rojas e hinchadas y que sangran al cepillarse los dientes. Se desarrolla cuando las bacterias y toxinas de la placa irritan las encías.

Es una dolencia muy extendida. Afecta a entre el 70 y el 90% de los niños de todo al mundo al llegar a la adolescencia. Suele ser indolora y no es fácilmente reconocible para el no especialista, por lo que muchas personas no se dan cuenta de que la padecen. Si no se trata, puede derivar en una periodontitis.

La periodontitis

La periodontitis, también conocida como piorrea, es consecuencia de la gingivitis crónica. Constituye una fase más avanzada de la enfermedad de las encías. Las bacterias y las toxinas que producen provocan que las encías se infecten, se inflamen y se debiliten. Una vez infectadas, se separan de los dientes y forman bolsas. Las bacterias y la placa se extienden y se desarrollan por el borde de la encía. Las toxinas de las bacterias y las enzimas del cuerpo que combaten la infección empiezan a quebrar el hueso y el tejido conjuntivo en el que se asientan los dientes. Si no se trata, se destruyen los huesos, las encías y el tejido conjuntivo que sostiene los dientes, que acaban por aflojarse, y hay que proceder a su extracción.

Algunos de los síntomas de enfermedad periodontal son las encías enrojecidas o hinchadas, sangrantes o blandas,

LA ENFERMEDAD PERIODONTAL

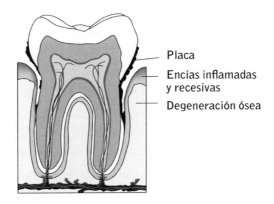

Placa

Encías inflamadas
y recesivas

Degeneración ósea

Los síntomas habituales de la enfermedad periodontal son las encías inflamadas y recesivas, la presencia de placa y el sangrado de las encías al cepillarse los dientes. La inflamación crónica puede provocar una degeneración ósea.

el retroceso del borde de la encía, los dientes flojos, dolor al masticar, sensibilidad dental y un persistente mal aliento. Suele ir acompañada de putrefacción de los dientes. En Estados Unidos, y probablemente también en Canadá y el Reino Unido, la periodontitis afecta en torno al 50% de los adultos de más de treinta años.

El absceso dental

El absceso es una acumulación de pus localizado en una caries que se forma por la desintegración del tejido. La causa de los abscesos suelen ser microorganismos que invaden los tejidos. Lo habitual es que el absceso dental se origine por la muerte de tejido de la pulpa, normalmente causada por una caries no tratada, un diente partido o una gingivitis extendida. Su causa puede ser también un defectuoso tratamiento de endodoncia.

Los abscesos pueden ser agudos o crónicos. La diferencia depende de la rapidez con que se forman y de la eficacia del cuerpo en defenderse. El absceso agudo se caracteriza por dolor, inflamación y fiebre. El crónico puede ser indoloro. De hecho, es posible que la persona afectada no se percate de su presencia aunque siga creciendo en el interior de la mandíbula.

Un tratamiento inadecuado puede provocar una infección grave, que posiblemente se extienda al tejido de alrededor y penetre en la médula ósea de la mandíbula. Una infección grave puede verter grandes cantidades de bacterias en el flujo sanguíneo y provocar una septicemia (envenenamiento de la sangre).

Enfermedad de las encías y caries

- El 5% de los bebés tiene algún tipo de caries a los nueve meses y el 15% a los doce meses, mientras que el 17% de los niños lo sufren a los 4 años.
- La enfermedad periodontal moderada afecta al 40% de los niños de más de doce años.
- Las enfermedades bucales, como la gingivitis y la periodontitis crónica, se dan en todo el mundo y figuran entre las afecciones microbianas más prevalentes de la humanidad. Según un estudio de la revista médica británica *The Lancet*, la enfermedad periodontal afecta hasta al 90% de la población mundial.[1]
- Según los Centros para el Control y la Prevención de Enfermedades de Estados Unidos, 9 de cada 10 personas tienen caries, mientras que 1 de cada 20 de mediana edad y 1 de cada 3 de más de 65 años han perdido todos los dientes.

EVALUACIÓN DE LAS ENFERMEDADES PERIODONTALES

¿Sufres de alguna enfermedad periodontal? Muchas personas no son conscientes de que la padecen. La ausencia de dolor, inflamación evidente o caries no es garantía de que no se padezca alguna enfermedad periodontal. Para evaluar el riesgo, responde cada una de las preguntas siguientes con la mayor exactitud posible. Suma los puntos totales (que aparecen entre paréntesis) y evalúa tu puntuación al final del test.

¿Cuántos años tienes?		<40 (5)	40-65 (10)	>65 (15)
¿Fumas?			No (5)	Sí (15)
¿Has ido al dentista en los dos últimos años?			No (10)	Sí (5)
¿Con qué frecuencia usas el hilo dental?	Diaria (5)		Semanal (10)	Pocas veces (15)
¿Padeces alguna de las siguientes dolencias?: cardiopatía, osteoporosis, osteopenia, estrés alto o diabetes.			No (5)	Sí (25)
¿Tienes mal aliento crónico o un sabor metálico persistente en la boca?			No (5)	Sí (10)
¿Cuántos empastes tienes?	Ninguno (5)		1-3 (10)	4 o más (15)
¿Te sangran las encías al cepillarlas?			No (5)	Sí (55)
¿Tienes algún diente flojo?			No (5)	Sí (55)
¿Tienes las encías recesivas o los dientes parecen más largos?			No (5)	Sí (55)
¿Te han extraído algún diente adulto?			No (5)	Sí (55)
¿Te han tratado algún diente con una endodoncia?			No (5)	Sí (55)

Riesgo de enfermedad periodontal
Riesgo bajo: 75 o menos puntos
Riesgo medio: entre 80 y 105 puntos
Riesgo alto: 110 o más puntos

Si tu puntuación es de 75 o menos puntos, el riesgo de que padezcas una enfermedad periodontal es bajo. Entre 80 y 105 puntos, la probabilidad es media. Si sumas 110 o más puntos, hay muchas probabilidades de que sufras una enfermedad periodontal, cuya gravedad se puede agudizar cuanto mayor sea esa puntuación.

Aun en el caso de que tu puntuación sea alta, puedes reducir significati-vamente el riesgo con un adecuado cuidado dental y con enjuagues re-gulares con aceite.

Capítulo 3

TODAS LAS ENFERMEDADES
EMPIEZAN EN LA BOCA

Puede parecer increíble, pero, salvo pocas excepciones, todas las enfermedades se originan en la boca. No me refiero a aquellas provocadas por la genética ni traumas físicos o emocionales. Hablo de la mayoría de las enfermedades que azotan al género humano, incluidas las degenerativas crónicas. En la boca es donde se inician todas ellas.

Reflexionemos un momento. La boca y los conductos nasales son las puertas de entrada a nuestro cuerpo. A través de las cavidades bucal y nasal inhalamos el aire y nos nutrimos, dos de las acciones de mayor importancia vital para nuestra existencia y supervivencia. También son la puerta de acceso para toxinas y gérmenes que provocan enfermedades.

Sin oxígeno, solo podríamos sobrevivir escasos minutos. La calidad del aire que respiramos también afecta de muchas formas a nuestra salud. El aire contaminado, los gases tóxicos, el humo del tabaco, el polen causante de alergias y los gérmenes, todos pueden producir un impacto en la salud.

Asimismo, lo que nos llevamos a la boca puede afectar de forma importante a la salud. Los alimentos que tomamos nos nutren el cuerpo. La ingestión de comida inapropiada o unos hábitos dietéticos deficientes pueden provocar malnutrición o enfermedades por déficit nutricional y aumentar el riesgo de que desarrollemos enfermedades degenerativas. El exceso de comida, nutritiva o no, puede provocar obesidad y toda una serie de otros problemas.

La ingestión insuficiente de agua o el exceso de café, alcohol y refrescos puede llevar a una deshidratación aguda o crónica. Las drogas, las toxinas naturales de los alimentos, las toxinas del entorno, los pesticidas residuales, los aditivos químicos de los alimentos, los aceites rancios y los contaminantes industriales pueden penetrar en el cuerpo a través de la boca. Lo que comemos y bebemos produce un gran impacto en la capacidad de nuestro sistema inmunitario de mantenernos sanos. Los hábitos dietéticos deficientes debilitan el sistema inmunitario, lo cual nos hace vulnerables a una multitud de problemas de salud. Cuando el sistema inmunitario es débil, se pueden imponer el cáncer e infinidad de enfermedades infecciosas. Cuando está fuerte, es posible superar incluso infecciones potencialmente graves causadas por heridas o picaduras de insectos.

La boca también es la puerta de entrada en el cuerpo de bacterias, virus, hongos y parásitos. En nuestra boca y nuestro tracto digestivo habitan cientos de miles de millones de organismos microscópicos. Algunos de ellos son beneficiosos, pero otros, no. Y hasta los beneficiosos se pueden convertir en mortales si consiguen penetrar en el flujo sanguíneo. Los microbios se pueden filtrar al interior de la corriente sanguínea a través de llagas o heridas abiertas o de tejidos inflamados. La boca es para ellos un fácil punto de acceso a la sangre.

En la sangre, estos organismos pueden causar daños inimaginables, provocar infecciones sistémicas y localizadas e inflamación crónica, e iniciar una reacción autoinmune que puede derivar en una gran cantidad de problemas de salud, desde la artritis hasta las cardiopatías. De modo que, como se puede ver, casi todas las enfermedades empiezan en la boca. En este capítulo veremos cómo la salud bucal puede afectar directamente a la salud de todo el cuerpo.

LA TEORÍA DE LA INFECCIÓN FOCAL SOBRE LA ENFERMEDAD

Un buen ganadero siempre examina la boca del animal antes de comprarlo. Sabe que el estado de la boca refleja la salud de todo su cuerpo. Ningún ganadero que domine su oficio va a pagar mucho por un animal al que le falte algún diente o tenga las encías inflamadas. Las complicaciones dentales son signo de que pueden existir otros problemas de salud. Lo mismo ocurre con las personas. Es un hecho reconocido desde hace muchos siglos, y fue la base de la teoría de la infección focal que se emplea en odontología. Básicamente, la teoría postula que una infección oral puede influir en la salud general del cuerpo. Basándose en ella, los antiguos dentistas se inclinaban por extraer todos los dientes enfermos, con la esperanza de evitar así que la enfermedad se extendiera a otras partes del organismo.

La relación entre la salud dental y la de todo el cuerpo era reconocida hace ya al menos dos mil setecientos años. Se menciona en los antiguos textos médicos asirios y griegos. Hipócrates, el médico griego considerado padre de la medicina occidental, cuenta que curó a un paciente de artritis arrancándole un diente infectado.[1] Con anterioridad al siglo XX, la teoría focal sobre la infección se consideraba tan evidente que se aceptaba como un hecho. Quienes trabajaban con animales sabían muy bien que la salud dental afectaba a la salud general. En las personas, cuando se extraían los dientes infectados, el paciente solía asegurar que se sentía recuperado de diversos problemas de salud.

¿Cómo afectan, pues, las caries o las encías inflamadas a otras partes del cuerpo? ¿Cómo es posible que un diente infectado provoque artritis o neumonía, o cause un infarto o un derrame cerebral? ¿Quién corre tal peligro?

Si tienes la mala suerte de que te muerda un perro —con fuerza suficiente para perforarte la piel—, ¿cuál sería una de las primeras cosas que deberías hacer para tratarte la herida? Lo primero sería desinfectarla: lavarla con agua y jabón para matar cualquier germen que pudiera causar una infección. De hecho, se nos enseña que hay que lavar todas las heridas, para matar los gérmenes. Los que proceden de la boca o el entorno del perro pueden provocar una infección grave que se puede extender por todo el cuerpo y ocasionar daños importantes.

Como hemos visto en el capítulo anterior, la boca humana contiene muchísimos más gérmenes que la del perro. Por lo tanto, cualquier herida, lesión, pinchazo o corte en las membranas mucosas bucales podría permitir que los gérmenes penetren en el flujo sanguíneo y provocar una infección. A diferencia de una herida en la mano, que se puede lavar y tapar para evitar que entren gérmenes en ella, la boca se baña continuamente en una sopa microbiana (la saliva), llena de bacterias, virus, hongos y parásitos. Es como si vendáramos la herida de la mano con un harapo sucio impregnado de aguas residuales. La probabilidad de una infección es elevada. La misma probabilidad de que una lesión en la boca provoque una infección.

Las personas que tienen problemas dentales graves, como una gingivitis avanzada o un absceso dental, presentan mayores probabilidades de que los invasores microbianos pasen a la corriente sanguínea, pero lo mismo puede ocurrir por una herida o una úlcera en la boca. Cuando se padece gingivitis, como, en mayor o menor medida, le ocurre a la mayoría de las personas, el simple hecho de cepillarse los dientes todos los días hace que las encías sangren.[2] Tal circunstancia abre la puerta del flujo sanguíneo a todo tipo de gérmenes. El hilo dental también puede hacer que sangren las encías. Aunque los dientes estén limpios y no existan problemas dentales evidentes, seguimos en peligro. Los tejidos de las encías están repletos de vasos sanguíneos, y la permeabilidad aumenta considerablemente durante la inflamación, de modo que las bacterias pueden penetrar en el flujo sanguíneo a través de la encía inflamada, exista o no una herida abierta.[3]

Una periodontitis grave puede afectar a un área superficial de la boca equivalente a unos 58 cm^2. Es más o menos el tamaño del antebrazo. Imaginemos que tenemos una herida abierta del tamaño del antebrazo, siempre expuesta, las veinticuatro horas del día, a todo tipo de bacterias y porquería. Nos lavamos y esterilizamos el más mínimo corte en la piel para evitar la infección. Sin embargo, en la boca tenemos una inmensa lesión abierta bañada en bacterias causantes de enfermedades. El sentido común dice que algo tendrá que ocurrir. Y ocurre. Las bacterias no dejan de abrirse camino hacia la corriente sanguínea, provocando todo tipo de estragos.

Una vez que los gérmenes han penetrado en la sangre, pueden acabar en cualquier sitio —el corazón, los pulmones, el hígado— o se pueden propagar por todo el cuerpo. Del mismo modo que algunas bacterias prefieren vivir en los dientes o la lengua, las que penetran en el flujo sanguíneo suelen colonizar determinados tipos de tejidos. En consecuencia, las bacterias de la boca pueden desencadenar problemas localizados como artritis (en las articulaciones) y endocarditis (en el corazón), además de enfermedades sistémicas, como la diabetes.

En microbiología existe una máxima que dice: «Cualquier microorganismo que se halle fuera de su medio natural debe ser considerado patógeno». En otras palabras, las bacterias que normalmente residen en nuestra boca se encuentran muy bien en tal habitáculo. Sin embargo, si consiguen penetrar en la sangre, un medio al que no pertenecen, pueden iniciar una infección grave. Cualquier microbio, por benigno que pueda ser en la boca o el tracto digestivo, se puede convertir en un monstruo causante de enfermedades si llega a la corriente sanguínea.

La boca alberga multitud de especies de bacterias, virus, hongos y protozoos. Continuamente se identifican nuevas especies. De la mayoría que se han identificado sabemos muy poco, y menos aún de cómo pueden afectar al cuerpo si penetran en el flujo sanguíneo. Por lo tanto, los microorganismos bucales pueden causar cualquier tipo de enfermedad o contribuir a ella, incluso en situaciones que no parecen tener relación alguna con organismos infecciosos.

LAS APORTACIONES DEL DOCTOR WESTON A. PRICE Y OTROS

A finales del siglo XIX y principios del XX, se publicaron en revistas médicas diversos estudios en los que se exponía y documentaba la teoría de la infección focal.[4-8] En 1923, Weston A. Price, doctor en cirugía dental, compiló en dos volúmenes, que sumaban mil ciento setenta y cuatro páginas, una serie de estudios en los que se documentaba minuciosamente la teoría de la infección focal y se reunían numerosos estudios. Los títulos de los libros eran *Dental Infections, Oral and Systemic, Volume I* (Las infecciones dentales, orales y sistémicas, volumen I) y *Dental Infections and the Degenerative Diseases, Volume II* (Las infecciones dentales y las enfermedades degenerativas, volumen II) (consulta la Bibliografía). Los libros eran fruto de veinticinco años de estudio del doctor Price y sus colegas.

El doctor Price fue uno de los investigadores en odontología más respetados de su tiempo. Fue presidente de la Sección de Investigación de la Asociación Dental Americana. En su equipo participaron sesenta de los principales científicos del país, entre ellos eruditos tan destacados como Charles H. Mayo, doctor en medicina, presidente del Congreso Clínico de Cirujanos de Norteamérica y fundador de la clínica Mayo; Victor C. Vaughan, doctor en medicina, decano del

Departamento Médico de la Universidad de Michigan y presidente de la Asociación Médica Americana; Frank Billings, doctor en medicina y jefe del Departamento de Medicina de la Universidad de Chicago, y Milton J. Rosenau, doctor en medicina y catedrático de Medicina Preventiva e Higiene de la Harvard Medical School.

En los primeros años de la década de 1900, la práctica y la ciencia de la odontología habían entrado en la era moderna. Los dentistas, por ejemplo, llevaban años realizando con éxito empastes y endodoncias. Estos se practican cuando la podredumbre del diente está tan avanzada que este no se puede salvar. En lugar de extraerlo y sustituirlo por otro artificial, se deja que el diente muerto siga en su sitio. Se extrae la pulpa blanda del centro de la pieza, se desinfecta el interior de esta y la cavidad se llena con un material duro parecido al caucho. A continuación se sella el diente y se tapa. Se supone que este proceso elimina toda infección.

Después de observar a muchos pacientes, el doctor Price sospechaba que el diente tratado con una endodoncia seguía infectado. Uno de sus pacientes era una mujer que padecía una artritis tan aguda que tenía las articulaciones inflamadas y deformadas y no podía andar; llevaba seis años postrada en una silla de ruedas. En aquella época, los dentistas sabían que la artritis y otras dolencias a menudo desaparecían si se extraían los dientes enfermos. Aunque las radiografías del diente tratado con una endodoncia de esa mujer no mostraban pruebas ni síntomas de infección, se le practicó una extracción.

Se limpió el diente y a continuación fue introducido bajo la piel de un conejo. Al cabo de dos días, el animal desarrolló el mismo tipo de artritis incapacitante que el de la paciente del doctor Price. A los diez días, el animal murió a causa de la infección. La paciente, ahora sin el diente infectado, experimentó una recuperación que parecía milagrosa y podía andar sin ayuda y dedicarse de nuevo a sus labores de costura, con las que tanto disfrutaba. El doctor Price animó a otros pacientes que padecían problemas de salud crónicos intratables a que se extrajeran los dientes cuya raíz había sido rellenada.

Siguiendo con sus estudios, esos dientes extraídos se introducían en conejos. Al final, el doctor Price consiguió obtener cultivos de bacterias del interior de los dientes e inyectaba el material cultivado a conejos. Casi en todos los casos, los animales desarrollaban las mismas o parecidas enfermedades que las de los pacientes.

Si el paciente tenía problemas de riñón, los conejos comenzaban a sufrir problemas renales; si se trataba de problemas oculares, al animal se le infectaban los ojos; cardiopatías, reumatismo, úlceras de estómago, infecciones de la vejiga, enfermedades de los ovarios, flebitis, osteomielitis... cualquiera que fuese la enfermedad, los conejos inmediatamente mostraban síntomas de la misma afección. Estas infecciones eran tan devastadoras que morían al cabo de dos semanas.

Para probar que no todos los dientes u objetos extraños incrustados en los animales provocaban una enfermedad, también se probó con dientes y otros objetos esterilizados, por ejemplo, monedas. Cuando se introducían debajo de la piel del conejo, no se producía ninguna infección. El animal seguía con buena salud.

> Las estadísticas oficiales hablan a menudo de las enfermedades degenerativas como propias de personas de avanzada edad, y es patético que tanta gente vaya muriendo de vieja, poco a poco, a partir de los treinta años.
>
> Dr. WESTON A. PRICE

El doctor Price realizó cientos de experimentos. Hubo un paciente que tenía un enorme quiste alrededor de la muela del juicio. Padecía colitis, cuyo efecto eran contracciones intestinales cada media hora. Se inyectó el contenido del quiste a diversos conejos: estos desarrollaron diarrea, y algunos, una colitis espástica aguda.

Era muy habitual que el conejo no solo contrajera el mismo tipo de problema que el paciente, sino también otras muchas dolencias. Por ejemplo, se realizó un cultivo a partir de un diente extraído a un paciente con artritis, y a continuación se inocularon las bacterias a cuatro conejos. Los cuatro desarrollaron reumatismo agudo, pero, además, dos de ellos sufrieron problemas hepáticos; uno, lesiones en la vesícula biliar; otro, dificultades intestinales, y dos, lesiones cerebrales.

A tres conejos se les introdujo un diente extraído a un paciente que padecía miositis (inflamación de los músculos), neuritis (inflamación de los nervios periféricos) y dolor lumbar crónico. Los tres desarrollaron reumatismo y problemas de hígado, y dos de ellos, lesiones cardíacas y problemas intestinales y renales; además todos padecieron dolencias pulmonares y de la vesícula biliar.

Las bacterias pueden ser dañinas, pero las toxinas que expelen también pueden ser perjudiciales, incluso peores. El doctor Price tomó cultivos bacterianos del diente de un paciente de colitis aguda que le provocaba contracciones intestinales cada quince minutos. Los conejos a los que se inoculó ese cultivo desarrollaron diarrea y también problemas de estómago, vesícula biliar e hígado. A continuación se filtraban las bacterias para eliminarlo todo excepto las toxinas que producen. Cuando estas toxinas eran inyectadas a conejos, el 44% por ciento de ellos desarrollaba problemas intestinales; el 67%, problemas hepáticos, y el 33%, problemas cardíacos.

Los pacientes con dolencias crónicas a los que se les extraían dientes infectados normalmente mejoraban poco después de la extracción, signo evidente de una manifiesta relación de causa y efecto entre la salud dental y la enfermedad crónica.

Las bacterias no son los únicos organismos que causan problemas. Nuestra boca está llena también de virus, hongos y protozoos (animales unicelulares). El doctor Price registra el caso de una mujer que tenía un enorme absceso en el cuello debido a la infección de una muela. Aun después de extraer esta, el absceso persistió y resistió el tratamiento durante semanas. Se tomó una muestra de pus para analizarla, y se observó la presencia de una gran cantidad de amebas —parásitos unicelulares— causantes de la infección, que se detuvo con un tratamiento adecuado para ellas. Price descubrió que las amebas se encontraban casi siempre en las bolsas gingivales, y, en un caso al menos, el parásito había penetrado en la mandíbula.

También observó que las bacterias de la boca no solo se podían extender a otras zonas del cuerpo, sino que además afectaban a la química de la sangre del paciente. Vio que disminuía la cantidad de determinados glóbulos blancos y aumentaba la de otros. Asimismo, se producían ligeros cambios en la cantidad de glóbulos rojos maduros. Un problema habitual era la hemofilia, la tendencia a la hemorragia. La infección crónica provocaba inflamación de las paredes interiores de las arterias y aumentaba la presión sanguínea; subían los niveles de azúcar en sangre; disminuían las reservas alcalinas del cuerpo, que se veía empujado a la acidosis; había mayor ácido úrico y retención de nitrógeno, y variaban los niveles de calcio iónico en sangre, que pasaban a ser mayores o menores de lo normal. Todos estos cambios provocaban o intensificaban toda una serie de dolencias no infecciosas. Cardiopatías, jaquecas, diabetes, osteoporosis, desequilibrios hormonales y otros estados que normalmente no se asocian a infecciones podían estar influidos perfectamente por la salud dental.

El doctor Price no era el único que realizaba este tipo de investigaciones. Durante los treinta primeros años del siglo XX, otros muchos investigadores llevaron a cabo estudios similares con resultados notablemente parecidos.

Charles Mayo, doctor en medicina y fundador de la clínica Mayo, de fama mundial, se interesó por las infecciones focales después de años de observaciones de pacientes quirúrgicos y dentales.[9] Se encargó al doctor Edward C. Rosenow la dirección de un equipo de investigadores de la clínica Mayo dedicado al estudio de la infección focal. En un período de veinte años, el doctor Rosenow publicó más de doscientos artículos científicos sobre el tema.

El doctor Rosenow era un bacteriólogo metódico y muy meticuloso en la preparación de cultivos bacterianos. Sus posteriores experimentos documentaron detalladamente dos importantes fenómenos demostrados por los microorganismos aislados de los dientes y las encías: la localización electiva y la transmutación. La localización electiva es la preferencia selectiva de determinadas bacterias por lugares específicos del cuerpo. Las bacterias extraídas de un hígado infectado, por ejemplo, al ser inyectadas en otro animal infectarán preferiblemente el hígado de este segundo animal. Asimismo, las bacterias de la boca de pacientes con determinados problemas de salud producirán estados similares al ser inyectadas en animales de laboratorio. Se inoculaban estreptococos de pacientes con úlcera gástrica a perros, y el resultado eran lesiones en el estómago y en el tracto intestinal de estos. Bacterias de pacientes que padecían colecistitis (inflamación de la vesícula biliar) podían ocasionar inflamación de la vesícula biliar. Estos resultados coincidían exactamente con los obtenidos por el doctor Price.

La segunda observación del doctor Rosenow, la transmutación, demostraba que ciertas bacterias, concretamente los estreptococos, podían cambiar de forma. Al modificar las condiciones en que las bacterias se desarrollaban en un cultivo, por ejemplo, la oxigenación, el contenido de azúcar y la temperatura, las bacterias se podían adaptar rápidamente al nuevo medio. En el proceso, disminuían de tamaño, se hacían más virulentas y sus subproductos eran mucho más tóxicos. Los organismos aeróbicos —que necesitan oxígeno—, se adaptan para hacerse anaeróbicos —que no necesitan oxígeno—, y potencialmente mucho más destructivos.

Los estreptococos, habitantes habituales de la boca, tienen una gran capacidad de adaptarse a cualquier medio que encuentren. Es una característica que se observó inmediatamente después de que se introdujeran los antibióticos en la década de 1940. Los estreptococos mutaban, haciéndose inmunes a los medicamentos. Hoy se encuentran a menudo bacterias resistentes a los antibióticos, a las que se denomina «supergérmenes», porque pueden ser inmunes a uno o varios antibióticos. Cuando los estreptococos acaban en el interior de un diente o migran al corazón o las articulaciones, pueden cambiar a una forma más peligrosa que es previsible que provoque una infección grave.

En 1940, se publicó un libro titulado *Death and Dentistry* (Muerte y odontología), del doctor Martin H. Fischer, catedrático de Fisiología de la Universidad de Cincinnati. En este libro, el doctor Fischer resume cuarenta años de estudios sobre las infecciones focales. Documenta asociaciones con una amplia diversidad de dolencias, entre ellas enfermedades renales, enfermedades de la vesícula biliar, neumonía, bronquitis, asma, pleuritis, hipertiroidismo, hipotiroidismo, infecciones oculares, culebrilla (herpes zóster), esclerosis múltiple, senilidad, faringitis, gastritis, apendicitis, colitis, dermatitis, jaquecas, hipertensión y otras.

> Como ocurre con la metástasis del cáncer, los microorganismos de los dientes y las amígdalas se metastatizan en otros órganos y provocan situaciones similares.
>
> Dr. E. C. ROSENOW

Lamentablemente, aquel libro, como los dos volúmenes de Price publicados diecisiete años antes, no recibió la atención que merecía. A pesar de las pruebas que avalaban la teoría de la infección focal, esta siguió siendo solo una teoría. A muchos médicos no les convencía. Exigían más estudios y una mayor documentación.

Con la introducción y producción en masa de la penicilina a principios de los años cuarenta, y de otros antibióticos poco después, se pensó que las enfermedades infecciosas habían pasado a la historia. Las infecciones, cualquiera que fuera su origen, se podían tratar con antibióticos. Además, con técnicas dentales nuevas y mejores era posible reparar los dientes y salvarlos de la extracción. Ya no era aceptable eliminar supuestos hongos o infecciones de la boca. En consecuencia, parecía que la teoría de la infección focal perdía fuerza. Se podían salvar los dientes y tratar las infecciones fácilmente con antibióticos. La teoría de la infección focal quedó relegada, fue ignorada y, con el paso del tiempo, acabó por ser olvidada.

EL RESURGIMIENTO DE LA TEORÍA DE LA INFECCIÓN FOCAL

Aunque fue ignorada por dentistas y médicos durante décadas, la teoría de la infección focal no se desvaneció. Afloraba muy a menudo la relación entre la salud dental y las enfermedades sistémicas. Investigadores que eran demasiado jóvenes para recordar la teoría de la infección focal de años anteriores la redescubrieron por sí mismos. Empezaron a aparecer numerosos estudios en publicaciones médicas y de odontología en los que diversas enfermedades agudas y crónicas se relacionaban con la salud bucal. En los inicios del siglo XXI, la teoría de la infección focal había hecho una espectacular reaparición. Hoy la acepta todo el mundo, pero, lamentablemente, la mayoría de los médicos la siguen menospreciando.

En la actualidad, la teoría de la infección focal está bien documentada, tanto que ya no se la considera una simple teoría, sino una realidad. Hoy, se cree que cualquiera que haya tenido algún problema cardíaco o lleve una prótesis en alguna articulación es vulnerable a este tipo de infección y no puede recibir ningún tratamiento dental sin antes tomar antibióticos.

Los estudios realizados en los últimos años relacionan la flora bucal con una considerable cantidad de problemas de salud. Además de las infecciones más obvias de la mandíbula, las cavidades nasales, los ojos, la cabeza y el cuello, algunos de los más documentados incluyen las cardiopatías, la aterosclerosis (endurecimiento de las arterias), la artritis, las infecciones pulmonares, la osteoporosis, la diabetes y los resultados adversos del embarazo. En el año 2000, el Departamento de Salud y Servicios Humanos de Estados Unidos publicó un detallado informe del cirujano general sobre la salud bucal. En él, se señalaba y documentaba claramente la relación entre la salud bucal y la enfermedad sistémica.[10]

Aunque prácticamente todos los médicos las reconocen, las infecciones focales no reciben toda la atención que merecen. Una razón es que piensan que los antibióticos son una fácil solución para las infecciones secundarias. Otra es que la mayoría de los médicos no sabe reconocer el alcance de la influencia de las infecciones focales en nuestra salud general. La consecuencia es que las infecciones focales no son objeto de mucha publicidad. La mayor parte de la gente no ha oído hablar nunca de las infecciones focales ni de que las bacterias orales puedan ser responsables de problemas como los infartos o los derrames cerebrales. Cuando uno lo oye por primera vez, probablemente le suene a algo muy extraño y tenga muchísimas dudas al respecto.

Salud dental y enfermedades sistémicas

- Al cabo de menos de un minuto de practicar alguna intervención dental, los microorganismos de la zona infectada pueden haber llegado al corazón, los pulmones y el sistema capilar periférico.
- Las personas que padecen la enfermedad de las encías tienen una probabilidad de sufrir un infarto tres veces mayor que quienes no la sufren.
- Las personas con enfermedad periodontal tienen una probabilidad de sufrir alguna enfermedad arterial coronaria dos veces mayor que quienes no la padecen.
- Las personas con enfermedad de las encías presentan el doble de probabilidades de sufrir un derrame cerebral.
- Las personas que padecen diabetes de tipo 2 tienen una probabilidad de desarrollar una enfermedad de las encías tres veces superior que las no diabéticas.

En los apartados siguientes, se aportan pruebas que demuestran la relación entre la salud dental y diversos problemas de salud habituales. Para el lector escéptico, también he incluido referencias a unos pocos cientos de estudios publicados, para que, si lo desea, pueda indagar con mayor profundidad en el tema.

La salud cardiovascular

El sistema cardiovascular incluye el corazón y los vasos sanguíneos. La investigación cardiovascular es la que aporta mayores pruebas de la teoría de la infección focal. El proceso de infección focal se observa claramente en la endocarditis infecciosa (una infección del endocardio y las válvulas del corazón).[11-19] Ya en 1965, el *Journal of Periodontal Research* sostenía que el 20% de las personas con problemas cardíacos que reciben algún tratamiento dental, incluida la limpieza de boca habitual, desarrolla una endocarditis bacteriana al cabo de pocas semanas de la visita al dentista. La infección puede destruir las válvulas del corazón, provocando un fallo cardíaco. Los portadores de válvulas artificiales son muy susceptibles a la infección, por lo que han de tomar antibióticos antes y después de cualquier tratamiento odontológico.

En los casos de prolapso de la válvula mitral, cardiopatía reumática, defectos cardíacos congénitos y soplos del corazón, también se pueden administrar antibióticos como medida preventiva en el tratamiento odontológico, porque se sabe que las bacterias de la boca pueden atacar e infectar fácilmente al corazón ya debilitado.

La forma más común de cardiopatía, y primera causa de muerte en todo el mundo, es la cardiopatía coronaria, que provoca infartos y derrames cerebrales. Se produce cuando se forma una placa en el interior de las arterias —la arteria coronaria en el infarto y la carótida en el derrame—. Esta enfermedad se atribuyó durante años a la dieta y el estilo de vida. Es indudable que una y otro desempeñan un papel, pero otro factor muy importante puede ser la salud dental.

Uno de los avances más asombrosos en los estudios sobre la infección focal de los últimos años es la asociación de las infecciones con el infarto y el derrame cerebral. Gran cantidad de estudios hablan de las relaciones entre las cardiopatías y las infecciones bacterianas y virales crónicas. En los pasados años setenta, los investigadores observaron que cuando en experimentos se inoculaba el virus del herpes a animales, estos desarrollaban aterosclerosis en las arterias. En los ochenta, se hablaba de asociaciones similares en humanos infectados con una serie de bacterias, por ejemplo *Helicobacter pylori* y *Chlamydia pneumoniae*, y ciertos virus del herpes (en particular, el citomegalovirus y el HSV-1). En un estudio, investigadores de la Universidad de Helsinki descubrieron que 27 de 40 pacientes que habían sufrido un infarto y 15 de 39 varones con cardiopatía portaban anticuerpos relacionados con las clamidias, conocidas por causar gingivitis e infecciones pulmonares. Entre los sujetos que no padecían ninguna cardiopatía, solo 7 de 41 tenían tales anticuerpos. En otro estudio realizado en el Baylor College of Medicine de Houston, se descubrió que el 70% de los pacientes operados de aterosclerosis presentaban anticuerpos del *citomegalovirus*, mientras que en el grupo de control solo los llevaba el 43%.

A principios de los años noventa, aparecieron más pruebas que avalaban la relación entre la infección y las enfermedades cardiovasculares, cuando los investigadores hallaron fragmentos de bacterias en la placa arterial. Uno de los primeros en descubrir microorganismos en la placa aterosclerótica fue Brent Muhlestein, cardiólogo del hospital LDS de Salt Lake City y de la Universidad de Utah. Muhlestein y sus colegas descubrieron evidencias de clamidias en el 79% de las muestras de placas tomadas de arterias coronarias de 90 pacientes con cardiopatía. En comparación, menos del 4% de las personas normales mostraba evidencias de clamidias en las paredes de las arterias.

El hecho de que las bacterias y los virus puedan estar implicados en el desarrollo de las cardiopatías ha sido una notable revelación. Más asombroso aún es que los organismos de los que se sabe que desempeñan un papel importante en la cardiopatía normalmente no se asientan en la corriente sanguínea, sino que lo más habitual es que se encuentren en la boca. ¿Es posible que las colonias microbianas bucales sean la fuente? Esta era la siguiente pregunta que había que responder. Los investigadores analizaron los datos dentales y descubrieron que las personas con infecciones en los dientes solían presentar una tasa superior de cardiopatías y derrames cerebrales.

Se ha observado en varios estudios que los pacientes con cardiopatías tienen más caries y mayor tasa de enfermedades de las encías que la población general. También es aplicable a la inversa. Quienes tienen una salud dental deficiente muestran mayores probabilidades de sufrir un infarto. A los sujetos de estos estudios se les evaluaba la salud dental y después se les hacía un seguimiento de varios años para observar si los de peor salud dental eran más propensos al infarto. Y lo eran.[20] Por ejemplo, el doctor Robert J. Genco, odontólogo, de la Universidad de Búfalo, estudió a 1372 personas durante más de diez años, y descubrió que las cardiopatías eran tres veces más frecuentes en aquellas con enfermedad de las encías.[21] En el National Health and Nutritional Examination Study, las personas con inflamación de las encías tenían un riesgo de infarto un 25% superior.[22] El riesgo era elevado incluso para quienes habían sufrido la enfermedad de las encías en el pasado y la padecían también en la actualidad, lo cual indicaba la posibilidad de que dicha enfermedad no se hubiera resuelto del todo. Asimismo, descubrieron que cuanto más grave era la enfermedad periodontal, mayor era el riesgo de desarrollar una cardiopatía.

En los países desarrollados, al menos una de cada dos personas tiene anticuerpos de *H. pylori*, *C. pneumoniae* o *citomegalovirus*, todos habitantes de la boca. La presencia de anticuerpos no indica necesariamente una infección activa ni la existencia de una cardiopatía, pero es señal de que en algún momento ha habido una infección. Una vez infectado de herpes, por ejemplo, el virus sigue ahí toda la vida. La efectividad del sistema inmunitario determina el nivel de problemas que pueda causar. Cuanto más débil es el sistema inmunitario, más probable es que aparezca una infección y provoque problemas.

Cuando estos microorganismos penetran en la corriente sanguínea, pueden irritar la pared de las arterias, y provocar así infecciones crónicas menores que no presentan ningún síntoma destacado. Cuando los microorganismos colonizan la pared de la arteria, dañan las células arteriales. En un esfuerzo por curar la herida, en la pared de la arteria se juntan las plaquetas, el colesterol, las proteínas y el calcio de la sangre, lo cual allana el camino para la formación de la placa.[23]

Se han relacionado con las cardiopatías varias especies de bacterias orales comunes, incluido el *Streptococcus sanguis* (*S. sanguis*), la bacteria predominante de la placa dental. Las bacterias que se adhieren a los dientes para formar la placa dental y el sarro endurecido suelen hacer lo mismo cuando entran en el flujo sanguíneo, pero en este caso en la pared arterial.

El *S. sanguis* se encuentra en una medida u otra en la boca de todas las personas, dependiendo de la salud bucal de cada una, y parece que representa un importante papel en la formación de la placa arterial y los coágulos de la sangre. Este organismo puede hacer viscosa la sangre y provocar coágulos, circunstancias de importancia decisiva en la mayoría de los infartos y derrames cerebrales. La bacteria lleva una proteína superficial llamada «proteína de asociación y agregación plaquetaria», que actúa como un pegamento de extraordinaria fuerza, de modo que los glóbulos de la sangre se vuelven más gruesos y se forman coágulos. A medida que la sangre se espesa, el corazón ha de trabajar más para bombearla a través de los vasos sanguíneos. La presión arterial sube, y con ello ejerce mayor fuerza contra las paredes de las arterias, donde puede provocar pequeñas rasgaduras. Estas heridas se cubren de colesterol, plaquetas pegajosas, proteínas y calcio. Las heridas causan inflamación. Si esta se hace crónica debido a una presión arterial también crónica o a la colonización de diversos microbios, el colesterol, el calcio, etc., se siguen acumulando, formando la placa arterial. El calcio endurece la placa, de ahí que se hable de «endurecimiento de las arterias» para referirse a la placa arterial o aterosclerosis, como se denomina oficialmente.

Con la formación de la placa se va estrechando la arteria. La sangre viscosa tiene tendencia a formar coágulos. Estos inician la mayoría de los infartos y derrames cerebrales al bloquear las arterias que alimentan el corazón o el cerebro.

Aunque la placa pueda estrechar las arterias, normalmente no bastan los depósitos para interrumpir el aporte de sangre; el golpe de gracia casi siempre se debe a la formación de un coágulo que se atasca en una arteria ya estrechada.

El análisis del contenido de la placa arterial aporta más pruebas de que las bacterias de la boca intervienen en el desarrollo del infarto. Los investigadores han descubierto restos de estas bacterias en el 17% de las personas jóvenes y en el 80% de las mayores.[24] Esto demuestra que con la edad se produce una progresión de la infección arterial, algo que tiene sentido, porque la edad es un factor de riesgo para las cardiopatías. Además, también se han descubierto bacterias orales vivas en la placa arterial —la prueba del delito, por así decirlo—, lo cual demuestra su participación en el proceso de formación de la placa.[25] Esta es la prueba de que las bacterias vivas de la cavidad oral han pasado a instalarse en la pared del vaso sanguíneo. Se sabe que estas bacterias tienen la capacidad de destruir el tejido conectivo bucal, lo cual indica que cuando infectan la pared de la arteria pueden contribuir a la formación de placa aterosclerótica.

Las investigaciones también han demostrado una correlación entre la cantidad de bacterias periodontales en la boca y la formación de bloqueos en las arterias, de modo que cuanta mayor placa dental y enfermedad de las encías, más probable es que se tenga placa arterial.

Muchos son los estudios que relacionan las bacterias orales con el infarto.[26-32] Parece que también intervienen los virus.[33] El virus del herpes simple 1 (HSV-1) ha sido identificado como uno de los provocadores. Llamado a menudo «herpes oral», se suele manifestar como una llaga o una ampolla en el borde de la boca. Mientras sigue en la boca suele estar amansado, pero cuando penetra en la corriente sanguínea se puede convertir en un monstruo (consulta la historia de la página 89).

El hecho de que los microbios puedan entrar en la sangre y extenderse por todo el cuerpo provocando cambios que afectan a la salud está sólidamente confirmado. Si las bacterias de la boca pueden dañar las arterias y el corazón, es fácil entender que puedan afectar también a cualquier otro órgano y tejido corporales. Y lo hacen.

La artritis

La artritis se caracteriza por dolor e inflamación de las articulaciones. Es frecuente que desfigure estas y provoque discapacidad en personas mayores de cincuenta y cinco años. No tiene cura y suele ser progresiva, pero se emplean medicamentos para aliviar los síntomas. En los casos más graves, son necesarias las prótesis en las articulaciones. Se suele iniciar a partir de la mediana edad, pero poco a poco se va extendiendo a personas más jóvenes.

La artritis ha azotado a la humanidad a lo largo de la historia. Se menciona en textos de las antiguas Grecia y Roma y dan testimonio de ella las momias egipcias. El análisis de huesos, antiguos y recientes, de diversas partes del mundo demuestra que cuando la artritis está presente en una sociedad, también lo están las enfermedades dentales. Por ejemplo, los antiguos egipcios padecían muchas de nuestras mismas dolencias —artritis, aterosclerosis y enfermedad de las encías—. Los dientes podridos, las caries y los abscesos son prueba de la débil salud dental de algunos de ellos. Es

MORIR DE UN DOLOR DE MUELAS

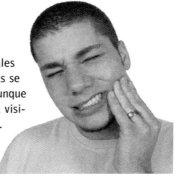

En general, los problemas dentales como las caries o el dolor de muelas se consideran de poca importancia, aunque causen mucho dolor, un dolor que la visita al dentista puede aliviar enseguida. Sin embargo, las caries y la enfermedad de las encías nada tienen de triviales; son enfermedades crónicas. Pueden estar en la raíz de infecciones sistémicas y estados degenerativos que tal vez resulten mortales. Sí, un simple dolor de muelas puede ser mortal. Si el sistema inmunitario es débil como consecuencia de una alimentación deficiente y un mal estilo de vida, los efectos de la infección focal pueden ser contundentes y provocar la muerte.

El certificado de defunción raramente señalará que la causa del fallecimiento ha sido un dolor de muelas. Se suele echar la culpa a los efectos de una infección secundaria de alguna otra parte del cuerpo.

Deamonte Driver, de doce años, no hizo caso al dolor que le provocaba un diente. Su madre tenía que cuidar de cinco hijos y en ese momento no tenía trabajo, así que la visita al dentista debía esperar. Al cabo de poco tiempo, el dolor en el diente era ya lo de menos. Parecía que hubiera migrado a la cabeza de Deamonte. Era tan insoportable que la madre del muchacho lo llevó a urgencias del hospital de Maryland Sur.

La causa del dolor de cabeza de Deamonte era un absceso cerebral: una infección bacteriana del cerebro. La infección procedía del diente infectado del que antes se había estado quejando. Se produjo un absceso en el diente y las bacterias se extendieron, provocando una infección secundaria en el cerebro del chico.

Algunas especies de bacterias estreptococos que causan las caries y la enfermedad de las encías tienen tendencia a acumularse en el tejido nervioso. Del diente infectado pueden llegar a través de los nervios hasta el cerebro o la columna vertebral, donde probablemente provoquen una infección secundaria. Es lo que le ocurrió a Deamonte.

Al muchacho lo operaron dos veces y le extrajeron el diente infectado. Varias semanas después, parecía que se iba recuperando, trabajando con terapeutas físicos y ocupacionales para recuperar la plena funcionalidad del brazo y la pierna derechos, que la infección cerebral y las operaciones habían dañado.

A pesar de los antibióticos y una minuciosa desinfección del alvéolo, seguía habiendo cierto grado de infección que continuaba propagándose. En muy pocas semanas, se había reproducido la infección en el cerebro de Deamonte, esta vez con toda virulencia. Llevaron de nuevo al chico a urgencias a toda prisa, pero fue demasiado tarde. Deamonte falleció sin que los médicos pudieran hacer nada. La causa de su muerte se atribuyó a un absceso cerebral, pero el verdadero culpable fue un diente infectado.

En otro caso, fue ingresado en el hospital un hombre de cincuenta y siete años que se quejaba de dolor de muelas, acompañado de fiebre e hinchazón de la mejilla derecha y el cuello. El hombre era diabético y padecía cirrosis hepática por exceso de consumo de alcohol. Era evidente que su sistema inmunitario iba sobrecargado por las consecuencias de su modo de vida. Pese al tratamiento con antibióticos, los síntomas se agravaron. La infección de la muela acabó por llegar a los pulmones (neumonía), los riñones y el hígado. De nada sirvieron los antibióticos. La infección de la boca siguió alimentando a las infecciones sistémicas que acabaron por provocar la muerte de aquel hombre, una muerte que, pese a otros problemas de salud, fue consecuencia de una muela infectada, como en el caso de Deamonte.

Estas circunstancias afectan tanto a personas relativamente jóvenes y sanas como a otras mayores y de salud deficiente. A una joven de diecinueve años sin ningún problema de salud grave le extrajeron un diente infectado. Poco después, empezó a dolerle el pecho. Tomó antibióticos antes y después de la intervención del dentista, pero las bacterias del diente infectado se extendieron hasta el corazón. Trece días después de la intervención, la joven moría de infarto provocado por la infección. Las muertes por infecciones dentales no son muy habituales, pero sí se producen con mayor frecuencia de la que se supone.[99-103] En la mayoría de los casos, no se reconocen ni se da cuenta de ellas, y su causa se atribuye a una infección secundaria. Casi siempre los enfermos seguían una alimentación deficiente y sufrían malas condiciones del sistema inmunitario u otros problemas de salud que agravaban la situación. Si la infección de un diente puede provocar la muerte, es evidente que también puede causar otros problemas de salud. Las condiciones bucales pueden afectar, y afectan, incluso a personas que comen bien y cuidan de la salud de sus dientes.

interesante observar que en las poblaciones donde la salud dental era buena y las caries no eran muy comunes, también eran raras o inexistentes la artritis, la aterosclerosis y otras enfermedades degenerativas comunes.

Uno de los resultados del tratamiento de la enfermedad dental de los que más se habla es su efecto sobre la artritis. Al extraer los dientes infectados, los síntomas de esta desaparecen pronto. La relación la señalaron los antiguos asirios en el siglo VII a. de C. Trescientos años después, Hipócrates también observó la misma relación. Durante los primeros años del siglo XIX, el doctor Benjamin Rush, médico de Pensilvania y firmante de la Declaración de Independencia de Estados Unidos, hablaba de que en algunos de sus pacientes la artritis desaparecía cuando se les extraía un diente infectado. A finales del siglo XIX y principios del XX, otros dentistas hablaban del mismo fenómeno, y en las revistas médicas de la época se publicaron artículos sobre el tema. Aun hoy, los pacientes a veces cuentan al dentista el alivio que sienten de su artritis después de recibir un tratamiento dental.[34] Sin embargo, la mayoría de los pacientes nunca le comentan estas cuestiones al dentista, porque la artritis no se considera un problema dental, por lo que parece que no hay necesidad de hablar de ella. Como la recuperación se produce semanas después de la intervención dental, muchos ni siquiera piensan que pueda existir alguna relación.

Los primeros artículos modernos publicados en los que se vinculaba la infección focal crónica con la artritis aparecieron a finales del siglo XIX y principios del siguiente.[35-39] La monumental obra del doctor Weston A. Price publicada en la década de 1920 también hablaba de esa relación.

El doctor Price relataba numerosos casos de pacientes que sentían cómo se les aliviaba la artritis después de extraerles un diente infectado y del desarrollo de la artritis en conejos cuando se les insertaban bajo la piel esos mismos dientes.

En tiempos más cercanos, una serie de estudios ha demostrado que las bacterias de la boca pueden provocar o desencadenar artritis.[40-42] Los investigadores Lens y Beersten realizaron experimentos parecidos a los del doctor Price.[43] En lugar de insertar dientes o inyectar bacterias bajo la piel de animales de laboratorio como hacía Price, Lens y Beersten les inoculaban antígenos en las encías. Este procedimiento representa con mayor exactitud cómo una sustancia localizada en las encías —por ejemplo, un diente infectado— puede afectar a la salud del animal. El resultado era la inflamación de la articulación de la rodilla.

Las bacterias de la boca, cuando entran en la corriente sanguínea, tienden a reunirse en las zonas más débiles del cuerpo y provocar una infección en ellas. Al parecer, determinadas bacterias tienen preferencia por las articulaciones. Aquellas que ya han sido debilitadas por una enfermedad o un traumatismo son las ubicaciones principales de la infección secundaria. Las extremidades o articulaciones que han sido reemplazadas por prótesis artificiales también parecen ser el principal objetivo de la infección. Las bacterias bucales atacan enseguida a estas zonas.[44-47] Por esta razón, a los pacientes con este tipo de problemas se les administran de forma habitual antibióticos antes y después de cualquier intervención odontológica.

Las infecciones de pulmones y bronquios

La extracción de todos los dientes puede ser beneficiosa para los pulmones. ¿Por qué? Se ha observado que ciertas infecciones pulmonares son raras en personas que no tienen ningún diente.[48] No recomiendo necesariamente que se extraigan todas las piezas dentales, pero varios estudios demuestran una relación entre la salud oral y enfermedades respiratorias como la neumonía y la enfermedad pulmonar obstructiva crónica.[49-52] Esta se refiere a un grupo de enfermedades de lenta progresión de los conductos de ventilación y cuya característica es una pérdida gradual de la función pulmonar. Entre ellas están el enfisema, la bronquitis crónica y el asma.

La conexión entre la boca y los pulmones no tiene nada de extraño. Si la boca está llena de bacterias, es lógico suponer que algunas de ellas acaben en los pulmones. Evidentemente, si en la boca tenemos muchos tipos perjudiciales de bacterias, pueden provocarnos problemas en los pulmones o en las vías respiratorias.

Se observa a menudo que las bacterias bucales ocasionan problemas en los conductos bronquiales y los pulmones. El *Streptococcus pneumoniae*, un microorganismo patógeno común en la boca, es causa habitual de la neumonía bacteriana. Las clamidias, micoplasmas y neisserias son otras bacterias orales que pueden provocar neumonía. Estas bacterias, aunque suelen estar en la boca y en las vías respiratorias, no siempre causan problemas. Normalmente, el sistema inmunitario del cuerpo las combate con éxito. Pero en épocas de excesivo estrés, mala alimentación y otras infecciones, la resistencia del sistema inmunitario disminuye, y es muy fácil que estos organismos escapen al control. Cuando la persona pierde defensas, las bacterias se abren paso hasta los pulmones e inflaman los alveolos. Los pulmones se llenan de líquido, lo cual impide la aportación de oxígeno a la sangre. Esto es lo que ocurre cuando se enferma de neumonía, una dolencia común que afecta a todos los grupos de edad y es la primera causa de muerte entre los ancianos y los enfermos crónicos.

El asma es otro problema respiratorio frecuente. Es una enfermedad crónica que afecta a los conductos por los que el aire entra y sale de los pulmones. Estos conductos de vez en cuando se constriñen, se inflaman y se llenan de una cantidad excesiva de mucosidad, todo lo cual dificulta mucho la respiración. Por razones desconocidas, el asma va en aumento en las poblaciones occidentales. La creencia común es que es incurable.

En años recientes, una serie de pruebas cada vez más abundantes apuntan a que la mayor parte de los casos graves de asma están provocados por infecciones. ¿De dónde proceden estas? Efectivamente: de la boca. El principal culpable parece ser la *C. pneumoniae*, un microbio que es causa habitual de la neumonía.[53]

Además, las bacterias infectan las vías respiratorias, que llevan a los pulmones. Se aferran a las membranas mucosas y provocan irritación y una ligera inflamación crónica. Esto ha llevado a los investigadores a proponer tratar el asma con antibióticos. Estudios clínicos sobre este tratamiento demuestran que es de una eficacia sorprendente.[54]

Muchas personas pueden dar fe de que la terapia con antibióticos «cura» el asma: «Mi caso demuestra que el asma aguda se puede curar —asegura Jim Quinlan—. Un ataque de asma casi fatal me llevó al borde de la muerte, porque me impedía respirar y me paralizaba el corazón».

Como le ocurre a la mayoría de quienes padecen asma, los brotes de Jim eran intensos, lo cual le dificultaba mucho dormir: «Todas las noches eran un auténtico infierno. Pasaba muchas en las salas de urgencias del hospital porque mi asma estaba completamente descontrolado [...] El único alivio que sentía era cuando tomaba una dosis de esteroides. En la habitación, junto a la cama disponía de purificadores de aire y un humidificador, filtros de aire electrónicos especiales y una máquina para respirar con un manojo de tubos (una especie de atomizador que va liberando medicamentos). Mi habitación parecía la sala de un hospital. A pesar de todos los aparatos, por la noche seguía sin poder respirar y tosía tanto que me oían los vecinos, aunque cerrara las ventanas».

Un farmacéutico amigo de Jim le habló de nuevos estudios que relacionaban el asma con las bacterias. Jim dio con un médico dispuesto a tratarlo con antibióticos. Al principio fue descorazonador. Tardó seis meses y varias tandas de antibióticos hasta poder prescindir del inhalador, y un año hasta que se sintió completamente bien.

Después de ese tiempo, Jim afirma: «Ahora que estoy totalmente curado del asma, llevo una vida activa, que incluye paseos por la playa y caminatas por los senderos y los parques de Florida. He recorrido a pie cientos de kilómetros del camino de los Apalaches, y he vadeado y recorrido en bicicleta sesenta y cinco kilómetros de los pantanos de las Everglades, con barro muy denso y el agua hasta la cintura. Hice todos estos recorridos sin inhalador, sin medicamentos y, lo mejor de todo, sin asma».

Estudios iniciales demuestran que las bacterias son responsables de hasta el 60% de los casos de asma, un porcentaje que podría ser aun superior. En estos casos, los antibióticos pueden ir bien, pero, como le sucedió a Jim, se necesita tiempo. Si el origen de la infección está en un diente, los antibióticos no siempre son tan eficaces como en otro tipo de infecciones, porque las bacterias se pueden introducir en el interior del diente, adonde los antibióticos no pueden llegar fácilmente. Jim fue constante, y siguió con el tratamiento hasta que obtuvo resultados.

Las complicaciones del embarazo

Las enfermedades de las encías no solo pueden afectar a la persona, sino también al hijo que va a nacer. Es sorprendente cómo la salud oral puede incidir en casi todos los aspectos de nuestra vida. En el desarrollo del feto puede influir la salud de la boca de la madre.

Se ha observado que la enfermedad periodontal puede afectar negativamente al embarazo, aumentando el riesgo de parto prematuro y de un peso insuficiente del bebé. Su incidencia es mayor en los bebés prematuros y en los que al nacer presentan un peso por debajo de lo normal.[55-58] Los estudios demuestran que las mujeres embarazadas que padecen la enfermedad periodontal tienen siete probabilidades y media más de sufrir un parto prematuro o alumbrar un bebé de peso insuficiente, y cuanto más grave es la enfermedad, mayor es su efecto en el bebé.[59]

Se considera que un peso bajo al nacer son 2500 g o menos. Este peso no solo es cuestión de tamaño; tiene un importante efecto en la salud del niño. El peso de este al nacer es el mejor indicador de su salud futura. El bebé que nace con un peso inferior al normal tiene estadísticamente mayores probabilidades de desarrollar enfermedades o de morir joven que el que nace con un peso normal. En Estados Unidos, alrededor de uno de cada trece bebés nace con un peso inferior al normal, y aproximadamente una cuarta parte de los que se encuentran en estas circunstancias muere durante el primer mes de vida.

¿Cómo afectan las bacterias al desarrollo del feto? Los estudios demuestran que las que se suelen encontrar en la boca y que se relacionan con las enfermedades periodontales pueden llegar al líquido amniótico de la mujer embarazada,[60] que rodea al bebé nonato durante la gestación. Cualquier contaminación del líquido amniótico, por ejemplo a causa de bacterias, puede ser peligrosa tanto para la madre como para el bebé.

Otro problema relacionado con la salud bucal que se puede plantear durante el embarazo es la preeclampsia.[61] Se trata de un trastorno grave que se produce durante la segunda mitad del embarazo. Se caracteriza por una elevada tensión arterial y retención de líquidos. Otros síntomas adicionales pueden ser dolor de cabeza, náuseas, vómitos, dolor abdominal y complicaciones de la vista. La preeclampsia se da más o menos en uno de cada veinte embarazos. Si no se trata adecuadamente puede derivar en eclampsia, una forma grave de toxemia que puede provocar convulsiones graves, fracaso renal e incluso la muerte de la madre o el feto.

Embarazo y desarrollo del feto

- Las mujeres embarazadas con una salud dental precaria tienen siete probabilidades y media más de tener un parto prematuro.
- El cuerpo humano produce un total de cincuenta y dos dientes primarios y permanentes. De ellos, treinta y dos se inician durante el desarrollo del feto. Tenemos veinte dientes primarios (de leche) y treinta y dos dientes permanentes.
- El déficit de vitaminas durante el embarazo puede afectar a la dentición del bebé, provocando imperfecciones en los dientes, distorsiones en el puente de la boca y un mal alineamiento de los dientes, lo cual aumenta las probabilidades de sufrir problemas dentales.

En tres estudios clínicos, investigadores de la Universidad de Tulane, en Nueva Orleans, determinaron que el tratamiento dental se tradujo en una reducción del 57% de los partos con bebés por debajo del peso normal, y del 60% de los partos prematuros.

Se calcula que entre el 60 y el 75% de las mujeres gestantes padecen gingivitis. Las mujeres embarazadas o que piensan quedarse en estado deberían prestar especial atención a su salud dental para asegurar que el futuro bebé tenga la mejor salud posible.

La salud gastrointestinal

Los microbios malignos de la boca se suelen extender a otras partes del cuerpo a través del flujo sanguíneo, pero también es posible que entren en el cuerpo de otras formas. Del mismo modo que los organismos de la boca se pueden desplazar a los pulmones a través de la tráquea, también pueden bajar hasta el esófago y el tracto digestivo. Engullimos continuamente los microbios que se desarrollan en la boca. Normalmente no suponen mucho peligro porque el ácido clorhídrico y las enzimas digestivas hacen que no prosperen. Sin embargo, no todos ellos mueren. Muchos consiguen sobrevivir y pasar al tracto intestinal. Así es como numerosos microbios llegan a los intestinos y al colon. La mayoría de ellos no nos ocasionan ningún daño y se limitan a vivir en el tracto digestivo. Tal vez te sorprenda saber que organismos potencialmente dañinos como el *E. coli* y la *Candida albicans* también entran en el tracto intestinal a través de la boca. De hecho, ambos se encuentran normalmente, en mayor o menor medida, en la boca.

La cándida es un hongo unicelular, o levadura, que habita en todo el tracto gastrointestinal. Las infecciones de cándida localizadas se pueden producir en cualquier parte del tracto digestivo, así como en las membranas mucosas o sus alrededores. La candidiasis, una enfermedad infantil común, se debe a un crecimiento exagerado de las cándidas orales. La dermatitis del pañal también está provocada por cándidas, al igual que las infecciones por hongos de la vagina. Las inflamaciones son habituales después de tomar antibióticos, que matan las bacterias pero no afectan a los hongos. Estos, sin la competencia de las bacterias, se multiplican rápidamente, provocando infecciones localizadas y sistémicas.

La *H. pylori* es otra habitante de la boca que puede causar problemas gastrointestinales. Suele ir acompañada de otras bacterias como parte de la composición de la placa dental. Puede migrar al estómago, en cuyo revestimiento practica pequeños agujeros que derivan en unas úlceras dolorosas, y también puede provocar cáncer de estómago.[62-63] La *H. pylori* causa en torno al 90% de las úlceras de estómago. La mayoría de las personas tenemos este tipo de bacterias en la boca, pero también la mayoría no padecemos úlceras de estómago. Si se tiene el estómago sano, la *H. pylori* no supone ningún gran peligro. El uso regular de determinados fármacos y alimentos puede afectar a este órgano. Los analgésicos reducen una sustancia fundamental que ayuda a preservar el revestimiento protector del estómago. Los antiácidos bajan su nivel de acidez, de modo que las bacterias pueden vivir lo suficiente para introducirse en su pared o pasar al tracto intestinal. El consumo excesivo de alcohol puede irritar y erosionar el revestimiento del estómago, haciéndolo así más vulnerable al ataque de microbios dañinos. El estrés, la mala alimentación y las enfermedades pueden reducir la inmunidad, aumentando la susceptibilidad de la infección por *H. pylori*.

Microorganismos derivados de lesiones periodontales también se han relacionado con la patogénesis de las enfermedades inflamatorias del intestino (EII), como la enfermedad de Crohn y la colitis ulcerosa.[64] No se conoce aún la causa de las EII, pero se han señalado como posibles sospechosos a las bacterias o a los virus. Las pruebas de la implicación de los estreptococos las aportaron el doctor Weston A. Price, y de nuevo en 1939, el doctor Milton J. Rosenau, catedrático de Medicina Preventiva e Higiene de la Harvard Medical School (a quien no hay que confundir con el doctor Edward C. Rosenow, de la clínica Mayo, de quien se habló anteriormente). En un artículo publicado en el *Journal of the American Dental Association*, el doctor Rosenau explicaba que había aislado bacterias estreptococos de una úlcera de intestino de un paciente con colitis. La causa de la infección intestinal del paciente se atribuyó a un premolar al que se había practicado una corona y que tenía un gran absceso en el extremo de la raíz. A continuación, se realizaron cultivos del absceso y se implantaron en algunos dientes de un perro. Las radiografías revelaron que estos dientes desarrollaron abscesos parecidos a los que se habían encontrado en el paciente. Al cabo de dieciséis meses, el perro desarrolló una colitis ulcerosa. El estreptococo es un habitante habitual de la boca y el tracto digestivo, pero en el interior del diente puede mutar. En su forma mutada puede migrar a otras partes del cuerpo, por ejemplo al tracto gastrointestinal, donde al parecer es posible que provoque úlceras. El estreptococo se suele hallar en el estómago, por lo que normalmente pasa desapercibido como causa de las EII.

Más recientemente, se ha descubierto que los pacientes de EII tienen unos microorganismos poco habituales que les colonizan la cavidad oral y que al parecer también pueden desempeñar un papel en el desarrollo de la enfermedad. Uno de estos organismos es la bacteria, pequeña y móvil, *Wolinella succionogenes*.

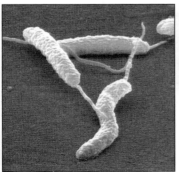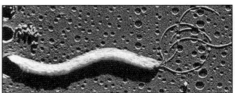

Las bacterias de la boca pueden afectar a la salud de todo el tracto digestivo. Dos posibles alborotadores: *Wolinella succionogenes* (izquierda) y *H. pylori* (derecha).

Hasta hace poco, se consideraba que la *W. succionogenes* era inocua porque es una habitante normal del tracto digestivo de las vacas, donde al parecer no provoca ningún daño. Genéticamente está relacionada con dos microbios que ocasionan trastornos en el estómago de las personas: *H. pylori* y *Campylobacter jejuni*. En los humanos, la *W. succionogenes* muestra prácticamente la misma virulencia que el *H. pylori*. En la boca, normalmente se asienta en el espacio que media entre los dientes y las encías, así como en la raíz dental de las infecciones de los canales radiculares.

La causa de la enfermedad de Crohn, la colitis y otros síndromes de intestino irritable ha sido un misterio para la ciencia médica. Hoy tenemos un par de posibles sospechosos, de los que, hasta hace poco, se creía que eran inofensivos. Los conocimientos actuales sobre las úlceras de estómago nada tienen que ver con los que se manejaban hace unos años. En esa época, muchos médicos rechazaban la idea de que la causa pudieran ser las bacterias, y no el estrés o la dieta, pero al final se demostró que la teoría era correcta, y hoy la mayoría de las úlceras se trata con antibióticos.

La osteoporosis

Los huesos, como cualquier otro órgano del cuerpo, son tejidos vivos. No son como bloques de cemento que, una vez fabricados, no cambian. Se puede imaginar el esqueleto como una casa que se remodela constantemente. Como tejidos vivos que son, continuamente se forman nuevas células óseas al tiempo que otras desaparecen. Esta es la razón de que los huesos rotos se puedan recomponer y de que los deportistas desarrollen unos huesos fuertes y densos. Cuando somos jóvenes, las células óseas nuevas se producen a mayor velocidad que con la que desaparecen las viejas. Al ir haciéndonos mayores, la absorción ósea supera a la formación del hueso. Con el paso del tiempo, los huesos se nos van haciendo más porosos y frágiles.

El proceso de producción y reabsorción ósea está regulado por una serie de factores, incluidas las hormonas y las citosinas. Estas últimas son sustancias producidas por las células de nuestro sistema inmunitario para estimular la inflamación, que es necesaria para combatir la infección. Lamentablemente, la inflamación próxima al tejido óseo estimula la reabsorción ósea, y el resultado es una pérdida neta de hueso.

Hace mucho tiempo que se relaciona la enfermedad periodontal con la pérdida ósea. Los dientes infectados pueden causar una inflamación que a menudo debilita la mandíbula. El hueso donde se asientan los dientes se empieza a descomponer y estos se aflojan. Cuando las bacterias o sus toxinas penetran en el flujo sanguíneo, el sistema inmunitario responde a la invasión produciendo citosinas que estimulan la inflamación. Si la infección es crónica, la inflamación se hace crónica también. Si la infección queda aislada en determinadas zonas del cuerpo como la mandíbula, el cráneo o la cadera, se produce una degeneración localizada del hueso, como se observa en la enfermedad de Paget.[65] En el caso de que la infección sea sistémica, la densidad ósea de todo el cuerpo puede disminuir.[66] De esta forma, la enfermedad periodontal puede derivar en una exacerbada osteoporosis.[67-68] Tanto la enfermedad periodontal como la osteoporosis son problemas habituales entre las personas mayores, pero esta última es más común en las mujeres que en los hombres. Los cambios en los niveles hormonales durante la menopausia afectan con frecuencia a las colonias de bacterias de la boca, lo cual, a su vez, puede aumentar la inflamación sistémica y acelerar con ello la pérdida ósea.

La diabetes

Por extraño que pueda parecer, la salud dental también puede afectar a la diabetes. Esta no se produce por una infección, sino como consecuencia de una deficiente regulación del azúcar de la sangre. Después de comer, muchos de los alimentos que tomamos se convierten en glucosa —conocida también como azúcar de la sangre—, que pasa a la corriente sanguínea. Nuestras células la utilizan de alimento para producir energía.

Sin embargo, la glucosa no puede pasar sin más de la corriente sanguínea a las células. Para ello es necesaria la hormona insulina. Cuando, después de comer, sube el nivel de azúcar en la sangre, se libera más insulina para mantener unos niveles de glucosa normales. Cuando estos niveles caen, también lo hacen los de insulina. De esta forma, los niveles de azúcar en la sangre se mantienen dentro de un estrecho margen.

En la diabetes de tipo 2 (la forma más común de diabetes, con mucha diferencia) las células quedan insensibilizadas a la acción de la insulina, un fenómeno que se llama «resistencia a la insulina». El transporte de glucosa a las células se produce de forma mucho más lenta de lo normal. Esto hace que los niveles de azúcar en la sangre suban por encima de lo normal y sigan altos durante mucho tiempo. El exceso de azúcar tiene graves consecuencias, y puede conducir a un coma diabético e incluso la muerte. Por esto, para la persona diabética es importante controlar los niveles de azúcar en la sangre.

La resistencia a la insulina es un factor clave en el desarrollo de la diabetes de tipo 2. Parece que en esa resistencia intervienen muchos factores, pero se cree que el que más influye son las citocinas proinflamatorias. Cuando las bacterias y las toxinas de un diente infectado penetran en la sangre, hacen que el sistema inmunitario libere citocinas que generan la inflamación. La inflamación sistémica crónica insensibiliza los receptores de insulina de las células, provocando así la resistencia a la insulina, cuya consecuencia es un elevado nivel de azúcar en la sangre. Las citocinas proinflamatorias también pueden dañar las células pancreáticas que producen la insulina, de modo que se reduce la capacidad de producir insulina del cuerpo y se deteriora aún más el control del azúcar en la sangre.

En los últimos años, se han publicado en revistas médicas más de doscientos estudios en los que se explica la relación entre la diabetes y la enfermedad periodontal. De estos estudios se deduce claramente que la enfermedad periodontal puede provocar o exacerbar la resistencia a la insulina.[69-72] Las personas diabéticas tienen el doble de probabilidades de sufrir una infección periodontal.

Los estudios también demuestran que el tratamiento adecuado de la enfermedad periodontal puede mejorar significativamente la resistencia a la insulina y el control del azúcar en la sangre de las personas diabéticas.[73] Algunos investigadores piensan que la enfermedad periodontal crónica incluso puede causar diabetes.[74-75] En consecuencia, se insta a los dentistas a que traten con cuidado a sus pacientes diabéticos para no agravar su estado con procedimientos dentales invasivos. Esto no significa asegurar que todos los casos de diabetes estén causados por problemas dentales, pero sí demuestra que una salud dental deficiente contribuye a esta enfermedad, y unos dientes sanos reducen el riesgo y mejoran el control del azúcar en la sangre.

La dieta influye de forma decisiva en la diabetes. Los peores alimentos que la persona diabética puede tomar son el azúcar y los hidratos de carbono refinados. No solo suben el nivel de azúcar en la sangre, sino que también estimulan el crecimiento de bacterias bucales problemáticas que causan infección e inflamación, y, por tanto, estimulan la resistencia a la insulina. Estos alimentos también favorecen la obesidad, otro factor de riesgo para la diabetes.

El sistema nervioso

El sistema nervioso abarca el cerebro, la médula espinal y los nervios. Las bacterias de la boca penetran a menudo en el tejido nervioso. Ciertos virus, como el del herpes, después de una primera infección se asientan en el tejido nervioso, donde el virus suele quedar latente salvo brotes periódicos en momentos de estrés o de problemas de inmunidad.

Las bacterias bucales que viajan a través de los nervios pueden llegar al cerebro, donde provocan una infección. El absceso de un diente puede ocasionar un absceso cerebral.[76-78]

La meningitis se produce cuando bacterias o virus entran en el líquido espinal e infectan la membrana que rodea al cerebro y la médula espinal. Es una enfermedad grave, mortal en algunos casos, que provoca dolor de cabeza, fiebre, vómitos y rigidez del cuello. La meningitis la pueden causar organismos procedentes de muy diversas fuentes, incluida la boca.[79-81]

Si la flora bucal puede viajar a través de los nervios hasta el cerebro y la médula espinal, eso significa que puede afectar a cualquier tejido nervioso del cuerpo. En efecto, se ha observado que las bacterias bucales provocan infecciones en células nerviosas de todo el cuerpo.[82-83]

Si el sistema inmunitario es lo bastante fuerte, puede contener las infecciones graves en los tejidos nerviosos y cerebrales. Sin embargo, una corriente continua de bacterias al interior de estos tejidos puede provocar una inflamación crónica. Es posible que no existan síntomas que se puedan observar de inmediato, pero con el tiempo la inflamación daña el tejido nervioso. En varios estudios se han identificado correlaciones entre la degeneración neurológica de enfermedades como el alzhéimer, el parkinson o la esclerosis múltiple y una débil salud dental.[84-86] Por ejemplo, se realizó un estudio prolongado de 144 personas de entre setenta y cinco y noventa y ocho años. Se monitorizó su salud dental y mental. También se dispuso de las autopsias de 118 participantes que fallecieron en el transcurso del estudio. Los investigadores observaron que cuantos más dientes habían perdido las personas, por caries o gingivitis, mayor era la incidencia de la demencia y el alzhéimer.[87]

El 10% de las personas mayores de sesenta y cinco años y nada menos que la mitad de las de más de ochenta y cinco padecen Alzheimer. ¿Vas a ser una de ellas? La débil salud dental se reconoce hoy como factor de riesgo de esta enfermedad. De modo que preocuparse por la salud de los dientes ayuda también a ocuparse de la mente. No basta con cepillarse los dientes, porque las personas de estos estudios lo hacían de forma regular y esto no evitó la enfermedad. Sin embargo, los enjuagues con aceite pueden ayudar. Es un procedimiento sencillo que puede contribuir a evitar estados potencialmente devastadores.

Las enfermedades infecciosas y crónicas

Una vez que las bacterias, los virus, los hongos y los protozoos de la boca entran en la corriente sanguínea, pueden llegar a cualquier parte del cuerpo, y provocar así infección en todo tipo de tejidos u órganos. Normalmente, estos organismos o sus residuos tóxicos se aglutinan en las partes más débiles del cuerpo, donde pueden causar irritación y diversos tipos de enfermedades. El dolor de las articulaciones o de la zona lumbar y los problemas de riñón o de hígado pueden ser obra de invasores microscópicos. Nuestra primera defensa es el sistema inmunitario.

Si gozas de buena salud y el sistema inmunitario te funciona como debe, todos estos alborotadores están bien controlados y no provocan excesivos problemas. Pero si sufres de periodontitis o caries, estás cultivando el terreno para bacterias dañinas que entran continuamente en la sangre. En consecuencia, tu sistema inmunitario está librando constantemente una batalla contra una corriente de invasores interminable. Si a esto le unes el estrés diario, unos malos hábitos alimentarios, un estilo de vida insano, drogas, tabaco, alcohol y otros factores, tu sistema inmunitario puede estar tan sobrecargado que se vea incapaz de combatir adecuadamente la infección.

DRA. G., FORENSE

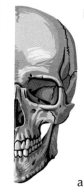

La doctora Jan Garavaglia (conocida también como Dra. G.) es una forense de Orlando (Florida). Como médico forense, su trabajo consiste en determinar la causa de la muerte de las personas que fallecen de forma inesperada o en circunstancias no habituales. Tiene un programa de televisión –*Dra. G., médico forense*– que se emite por el Discovery Health Channel. El programa trata de algunos de sus casos más interesantes.

En un episodio, una mujer de veintitantos años se quejaba de diversos síntomas y fue ingresada en el hospital. Le dieron antibióticos, pero su estado empeoró y empezó a desarrollar pequeñas llagas por todo el cuerpo. Parecía que no era más que un simple caso de varicela. Sin embargo, dos días después falleció. La varicela no suele ser una enfermedad mortal; algo más debía de haber en aquel caso. El cuerpo de la mujer fue enviado a la Dra. G. para que determinara la causa de su muerte.

La Dra. G. realizó una minuciosa autopsia. Al abrir el cuerpo, observó que los órganos internos de la mujer también estaban repletos de llagas. El hígado estaba tan dañado que se determinó que la muerte se debió a un fallo hepático. ¿Qué fue lo que provocó las pequeñas úlceras que atacaron el cuerpo de la mujer y le destruyeron el hígado? Este era el siguiente reto para la Dra. G.

La varicela fue la primera sospechosa, pero parecía que estaba implicado otro elemento, más virulento. La Dra. G. tomó muestras de los tejidos de las úlceras de la piel y el hígado de la mujer y las envió al laboratorio para su análisis. Cuando llegaron los resultados, se quedó atónita. Era una forma común de herpes: el virus del herpes simple tipo 1 (HSV-1). El HSV-1 normalmente queda confinado en la boca y muy pocas veces se extiende a otras partes del cuerpo.

El HSV-1 es común; hacia los cincuenta años de edad, entre el 50% y el 80% de la población está infectada. Una vez que el virus entra en el cuerpo, se tiene ya para toda la vida. Normalmente no provoca excesivos problemas. Lo habitual es que se manifieste como «herpes labial» o «herpes bucal». El sistema inmunitario lo suele mantener bajo control. Solo cuando este no funciona adecuadamente se producen los brotes.

¿Por qué, entonces, el caso de herpes tan virulento de aquella mujer? La explicación de la Dra. G. era que su sistema inmunitario tenía que ser tan débil que permitió que el virus se propagara. ¿Qué fue lo que le debilitó el sistema inmunitario? Desde luego no la edad, pues la paciente estaba en plena juventud. La primera sospecha de la Dra. G fue el VIH,

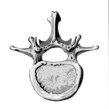

el virus del sida. Infecciones secundarias como la del herpes suelen ser la causa de la muerte en personas infectadas del VIH. Pero los análisis de sangre de la mujer daban negativo en ese virus. La Dra. G. no pudo

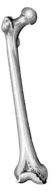

encontrar una respuesta, y el caso se cerró.

Sin embargo, existe una respuesta. La Dra. G. observó la presencia del herpes oral, pero no examinó con detalle ni la boca de la paciente, ni los dientes, ni las encías. Es muy probable que la joven tuviera la enfermedad de las encías. Las bacterias de las encías enfermas que penetraron en la sangre le fueron envenenando poco a poco el cuerpo. El sistema inmunitario tuvo que trabajar más de lo normal para combatir la invasión constante de bacterias. Cuando apareció el herpes, el virus no estaba confinado en la boca, como suele ser el caso. También había atravesado las encías sangrantes y así había entrado en el flujo sanguíneo, por el que se extendió completamente. En el cuerpo de la mujer, ese virus relativamente inofensivo se convirtió en mortal.

Cualquier bacteria, virus, hongo o parásito, por benignos que puedan parecer, se pueden convertir en letales cuando entran en la corriente sanguínea. Las bacterias beneficiosas que ayudan a combatir a las dañinas de la boca y el estómago se pueden transformar en unas auténticas malvadas cuando se las aparta de su entorno natural. Por esta razón, es fundamental que los dientes y las encías estén sanos.

Una de las primeras reacciones del sistema inmunitario ante la infección es producir citocinas que estimulen la inflamación. A corto plazo, la inflamación es beneficiosa y ayuda a combatir la infección. Sin embargo, si la infección es crónica, la inflamación también se hace permanente. Se supone que la inflamación es una táctica defensiva provisional para liberar rápidamente al cuerpo de organismos invasores. Provoca muchos cambios químicos que a corto plazo son esencialmente inocuos, pero pueden ser destructivos para tejidos y células si se hace crónica. La mayoría de los estados que clasificamos como enfermedad degenerativa implican una inflamación crónica, y gran parte del dolor y el daño asociados con estos estados es consecuencia de la inflamación. Como mencioné antes en este mismo capítulo, la inflamación crónica puede alterar la composición química de la sangre, lo cual puede causar o desencadenar todo tipo de enfermedades. Por lo tanto, prácticamente todos los problemas crónicos de salud pueden estar causados o, cuando menos, agravados por infecciones orales, incluidos diversas formas de cáncer, el insomnio, las jaquecas, la disfunción renal, el lupus, las irregularidades hormonales, la fatiga crónica, la esclerosis múltiple, la psoriasis, las alergias, los problemas de la vista, la enfermedad de la vesícula biliar, la enfermedad hepática, la infertilidad... la lista es interminable. Cada vez se publican más estudios en los que se relacionan estos y otros estados con las infecciones orales.[88-97]

Dicho todo esto, hay que insistir en que no todos los casos de cardiopatías, asma, osteoporosis o cualquier otro estado descrito en este capítulo son consecuencia de infecciones bucales. Las causas de la mayoría de ellos pueden ser múltiples. Las infecciones orales solo son una de las posibles causas o factores. Sin embargo, a medida que aparecen nuevas pruebas, cada vez está más claro que la salud oral influye de forma importante en nuestra salud general, un influjo normalmente no reconocido.

Por lo tanto, si las infecciones de la boca provocan muchos problemas de salud o contribuyen a que los haya, ¿por qué no se han de poder tratar simplemente con antibióticos todos estos estados? Parece un planteamiento lógico, y es lo que hacen muchos médicos. Sin embargo, si el problema nace de un diente infectado, los antibióticos no siempre funcionan.[98] Estos medicamentos pueden matar las bacterias de diversas partes del cuerpo, pero lo normal es que el diente siga estando infectado y continúe vertiendo bacterias y toxinas a la sangre. De modo que, después de que una serie de antibióticos haya aquietado una infección sistémica, nuevas bacterias del diente infectado mantienen vivo el fuego y el problema acaba por reaparecer.

Los antibióticos no siempre pueden llegar hasta las infecciones profundamente arraigadas en el interior de los dientes o en lo más hondo de las encías. Aunque se acabara con las bacterias, la boca sigue acogiendo y alimentando más bacterias. Nunca está esterilizada.

Para tener siempre controlados los microbios infecciosos, habría que tomar antibióticos continuamente, lo cual no es una buena idea. La mayoría de las bacterias problemáticas son muy adaptables y se pueden hacer fácilmente resistentes a los antibióticos, que pierden toda utilidad. Además, todos los medicamentos, antibióticos incluidos, tienen sus riesgos, y sus efectos adversos pueden crear más problemas de los que resuelven.

Otra limitación importante de los antibióticos es que solo son útiles para las bacterias; no pueden hacer nada contra virus, hongos o protozoos, que también causan infecciones sistémicas. De hecho, pueden aumentar el riesgo de infección por parte de estos otros organismos. Salvo en el caso de una infección aguda, el uso de antibióticos para las bacterias orales es inefectivo.

Después de leer este capítulo, entenderás la importancia de la salud bucal para la salud general de todo el cuerpo. La forma evidente de tener una sonrisa sana y un cuerpo sano es mantener una buena higiene oral. Pese al cepillo, el hilo dental, los lavados con desinfectantes y los chequeos dentales regulares, la mayoría de las personas padecemos cierto grado de caries o enfermedad de las encías. Hay una solución, una solución muy sencilla. La respuesta es la terapia del *oil pulling*.

Capítulo 4

ODONTOLOGÍA MORTAL

E s muy probable que tu dentista influya en tu estado de salud general más que cualquier otro profesional de la medicina. Te puede evitar una gran cantidad de enfermedades degenerativas, o puede ser la causa de ellas.

Como has averiguado en este libro, la salud de la boca puede influir directamente en la de todo el cuerpo. Mantener sanos los dientes y las encías te puede proteger de muchas enfermedades. Por esta razón, lo más sensato es acudir de forma regular al dentista para un chequeo y, si es necesario, realizar una limpieza bucal. No querrás que una infección se haga crónica y se convierta en una dolencia más grave. La adecuada higiene oral reduce la necesidad de chequeos dentales regulares, pero si se te presenta algún problema, no debes ignorarlo. No es probable que una dolencia grave desaparezca por sí sola.

La otra cara de la moneda es que los dentistas también pueden provocar muchos de nuestros problemas de salud. Una gran cantidad de tratamientos dentales, aunque nos mejoran la sonrisa, pueden conducir más tarde a problemas de salud graves. Lo que el dentista te ponga, o te deje de poner, en la boca puede ejercer un destacado efecto en tu salud. La estética no debe ser el único criterio al decidir un tratamiento dental, ya que algunos de ellos aumentan los riesgos para la salud. Conocer las consecuencias de estos tratamientos te dará mayor capacidad para tomar decisiones bien informadas sobre el cuidado de tu boca y de tus dientes.

LAS ENDODONCIAS

Cuando el doctor Weston A. Price realizaba sus investigaciones sobre la relación entre la salud dental y las enfermedades sistémicas, gran parte de su trabajo implicaba las endodoncias. Los dientes de pacientes enfermos con endodoncias que posteriormente se implantaban a conejos provocaban en estos enfermedades similares. Era evidente que las bacterias sobrevivían al proceso desinfectante durante el tratamiento, dejando activa la infección. Las infecciones solían pasar desapercibidas.

Price experimentó con diferentes agentes desinfectantes, pero ninguno conseguía eliminar por completo las bacterias del diente con endodoncia. *Todas* las piezas así tratadas seguían infectadas y, por consiguiente, tenían el potencial de provocar infecciones locales y sistémicas.

Desde los años veinte del siglo pasado, cuando Price publicó por primera vez sus descubrimientos, los tratamientos con endodoncias han aumentado mucho. En la actualidad, solo en Estados Unidos se practican unos cuarenta millones de endodoncias al año. A este ritmo, en siete años y medio se podría aplicar uno de estos tratamientos a todos los hombres, mujeres y niños del país. Evidentemente, algunas personas no tienen endodoncias, y otras tienen muchas. El diente ha de estar muy podrido para que necesite una, de modo que esas cifras ilustran la salud dental en general deficiente de la población. Por muy blancos que se vean los dientes, las caries son un grave problema. El aspecto superficial no siempre es reflejo de la salud dental.

Uno de los argumentos para justificar las endodoncias es que el procedimiento ha ido mejorando con los años. En la actualidad, se utilizan desinfectantes muy fuertes y los dientes se limpian perfectamente para que el riesgo de infección sea mínimo. Es posible que el sistema haya mejorado, pero el problema subyacente de las endodoncias sigue existiendo.

El problema radica en la estructura del diente. Las bacterias que provocan la mayor parte de las infecciones de los canales radiculares no están en la superficie del diente, ni siquiera dentro del canal, sino que proceden del interior del propio diente. Aunque parezca que las piezas dentales son densas y sólidas, en realidad son muy porosas. La dentina, que forma la mayor parte de su estructura, está compuesta de millones de tubos microscópicos llamados «túbulos». Estos túbulos son tan numerosos que, alineados uno después de otro, se extenderían unos cinco kilómetros. Los túbulos son pasajes por los que se llevan nutrientes desde la raíz y la sangre al diente vivo. Hasta el esmalte que recubre la parte superior del diente tiene porosidad suficiente para permitir la circulación de este líquido.

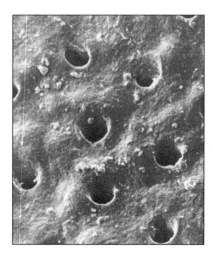

Imagen microscópica de los túbulos de la dentina de un diente humano.

Las bacterias entran a menudo en los túbulos, en particular si el diente se ha empezado a pudrir. Así ocurre en especial en aquellos con muchas caries, los candidatos para las endodoncias. Una vez que las bacterias descienden por los túbulos, pueden seguir ahí indefinidamente. Los antibióticos y desinfectantes nada pueden hacer contra ellas. Introducidas profundamente dentro de los túbulos, los fármacos y los desinfectantes no las pueden alcanzar. Allí disponen de un refugio seguro donde prosperan y se multiplican. Por mucho que el dentista limpie y desinfecte el canal radicular del diente, *siempre* habrá bacterias en él. Por lo tanto, *todas* las piezas dentales con endodoncias son posible terreno abonado para las bacterias.

El doctor Price probó a poner los dientes infectados a remojo en desinfectantes muy fuertes, de modo que todas las bacterias de la superficie morían, pero cuando los dientes se insertaban en animales, se seguían produciendo infecciones. El dentista no puede desinfectar en el mismo grado un diente mientras sigue en la boca del paciente, lo cual demuestra que ninguna pieza dental puede estar libre por completo de bacterias, cualquiera que sea el tratamiento que haya recibido.

El odontólogo George E. Meinig, miembro fundador de la Asociación Americana de Endodoncistas (especialistas en canales radiculares) y autor de *Root Canal Cover-Up* (Recubrimiento del canal radicular), dice:

> Los materiales y el tratamiento de los canales radiculares han mejorado mucho con los años, pero el problema subyacente continúa existiendo; las bacterias siguen vivas en el interior del diente. Los antibióticos y desinfectantes no acaban con ellas. Ningún diente con una endodoncia está libre de bacterias potencialmente dañinas. Cuando el diente está en muy malas condiciones, es más seguro extraerlo que empastarlo, porque lo segundo significa abonar el terreno para las caries y sellar venenos y bacterias que se irán vertiendo a la sangre durante el resto de la vida.

Es posible que un diente con una endodoncia no duela ni muestre signos evidentes de infección, ni siquiera en las radiografías: «Todos los dentistas saben que las radiografías no revelan con exactitud la infección que pueda haber en un diente —señala el doctor Meinig—. Cuando los dentistas extraen una pieza, se encuentran a menudo con que los canales radiculares están infectados y tienen pus alrededor, por muy sanos que parezcan. Unos se han ennegrecido y otros huelen muy mal. Los endodoncistas raramente practican extracciones, por lo que no son conscientes de estas señales del fracaso del tratamiento de los canales radiculares».

TODO EMPEZÓ CON UNA ENDODONCIA

Cuando tenía treinta y tantos años, me hicieron una endodoncia. Le repetía al dentista que me dolía, pero no me creía. A los cincuenta y cinco, fui a otro dentista y le dije que quería que me extrajera el diente. Al hacerlo, todo un río de pus me bajó por la barbilla. Al día siguiente, se me empezó a deteriorar el diente que estaba justo al lado. Hubo que extraerlo también. Años después, perdí otro diente. Todos estaban en la misma zona. Fui a varios dentistas y todos me decían: «Hagamos una endodoncia», pero yo les contestaba: «Ni hablar». Quería saber por qué perdía los dientes y todos en la misma zona. Al final descubrí que tenía una infección en la mandíbula. Busqué a otro dentista, que me extrajo varios dientes de un lado. Tenía la mandíbula infectada desde la primera endodoncia. El hueso era como una sopa.

ALICE W.

No todas las personas a las que les empastan algún diente tienen problemas. El doctor Price observó que el sistema inmunitario de quienes no los tenían era especialmente bueno y podía controlar las bacterias y evitar las infecciones. Sin embargo, también descubrió que cuando estas personas sufrían un accidente, enfermaban de gripe o pasaban por alguna experiencia muy estresante, el sobrecargado sistema inmunitario dejaba que se produjese la infección, y el resultado final era el desarrollo de reuma, artritis, cardiopatías y otros problemas secundarios. Hasta el propio proceso natural de envejecer reduce la eficacia del sistema inmunitario. Es posible que la persona joven no sufra ningún efecto grave de las endodoncias, pero a medida que avanza la edad, la probabilidad aumenta. Muchos de los achaques, dolores y síntomas del «envejecimiento» pueden ser realmente consecuencia de ellas.

Uno de los beneficios de mi terapia del *oil pulling* es que puede ayudar a prevenir las infecciones que provocan que los dientes se pudran. En muchos casos se pueden eliminar las infecciones activas y salvar los dientes. Sin embargo, si están ya muy picados, tal vez sea demasiado tarde para salvarlos. El dentista te podrá recomendar una endodoncia y te asegurará que es completamente seguro. Después de leer este libro, estás mejor informado que la mayoría de los pacientes y puedes tomar una decisión con conocimiento de causa.

A veces, es posible que lo mejor sea una endodoncia. Si ya te falta una o más muelas próximas a un diente al que se le ha practicado una o que es candidato para que se la practiquen, extraer otra muela puede hacer que te sea difícil masticar. Tal vez no puedas comer verdura fresca ni alimentos con mucha fibra. Si tu sistema inmunitario está fuerte, quizá prefieras mantener en su sitio el diente con la endodoncia para poder seguir comiendo bien. Sin embargo, si no te preocupan los posibles problemas para comer, puedes decidir que te extraigan también el diente.

Extraer un diente es una decisión importante. Si tienes dudas al respecto, te sugiero que leas el libro *Root Canal Cover-Up*, del doctor Meinig.

LOS EMPASTES DE AMALGAMA

Lou Gehrig fue uno de los mejores jugadores de béisbol, primera base de los New York Yankees. Era un gran bateador, solo superado por su compañero de equipo Babe Ruth.

Estuvo trece años con los Yankees y jugó más de dos mil partidos consecutivos. Nunca se perdió un encuentro por enfermedad ni lesiones. Su extraordinaria fuerza y resistencia le hicieron merecedor del apodo «Caballo de hierro». Pese a sus dotes deportivas, la carrera de Gehrig se truncó por una rara enfermedad neurológica que lo obligó a retirarse a la relativamente temprana edad de treinta y seis años. Falleció dos años después, en 1941.

Hoy, la esclerosis lateral amiotrófica (ELA), conocida comúnmente como enfermedad de Lou Gehrig, afecta a unas treinta mil personas en Estados Unidos y a unas dos personas de cada cien mil en todo el mundo. Es una enfermedad autoinmune que se caracteriza por el deterioro de las células nerviosas y la pérdida del control muscular.

¿Cómo es posible que una persona relativamente joven y sana en todo lo demás como Gehrig sucumbiera a tan devastadora enfermedad degenerativa? Los médicos desconocen las causas que la provocan. Existen algunas teorías; una de ellas es la del envenenamiento químico o por metales pesados, con el mercurio como primer sospechoso.

A diferencia de otros metales, el mercurio es líquido, de ahí su utilidad para muchos fines industriales. Se sabe desde hace mucho tiempo que es un veneno mortal. De hecho, se trata de una de las sustancias más tóxicas conocidas por la ciencia. Aspirar el vapor que el mercurio emite de forma natural puede provocar enfermedad e incluso la muerte. Se utilizó habitualmente a lo largo de la historia como desinfectante y pesticida. Los mineros expuestos al vapor de mercurio sufrían muchos problemas neurológicos y solían morir muy jóvenes. En la industria de la sombrerería de los siglos

XVIII y XIX, los sombrereros empleaban pasta de nitrato de mercurio para evitar que los sombreros enmohecieran. La inhalación de vapores del mercurio mandó a muchos de ellos al manicomio, de ahí el dicho inglés «estar más loco que un sombrerero».

En tiempos más recientes, el uso industrial del mercurio ha generado problemas medioambientales. Uno de los más conocidos se produjo en la ciudad japonesa de Minamata a finales de los años cincuenta y principios de los sesenta. Sus habitantes empezaron a contraer enfermedades desconocidas, que afectaban a bebés y adultos. Algunos de los síntomas eran una progresiva ceguera, sordera, pérdida de coordinación y deterioro intelectual. Casi la mitad de los enfermos acababan por morir. Al final se descubrió que la causa era el envenenamiento por metilmercurio debido al consumo de pescado contaminado. En la bahía donde pescaban esas personas se vertían residuos industriales. Los peces acumulaban el mercurio en su cuerpo. Algunas de esas personas comían pescado todos los días. Los bebés que contrajeron la enfermedad no habían ingerido pescado, pero sí sus madres, y aunque estas no habían mostrado ningún síntoma durante el embarazo, el veneno había ido afectando a sus bebés nonatos. Hoy, en cualquier parte del mundo, se advierte continuamente de los peligros de comer pescado, por la posible contaminación por mercurio.

No se sabe si la enfermedad de Lou Gehrig se debió al envenenamiento por mercurio, pero es muy posible que así fuera. ¿Dónde se expuso a este metal? La fuente más probable fueron los empastes dentales. Por extraño que pueda parecer, su tratamiento odontológico pudo ser la causa de su enfermedad.

Los empastes metálicos o de «plata» que se emplean en odontología están compuestos de una mezcla de plata, estaño, zinc, cobre y mercurio. Se los denomina «empastes de amalgama». El 50% de esta amalgama está compuesto de plata, estaño, zinc y cobre, y el otro 50%, de mercurio. En realidad, en las amalgamas hay muy poca plata. Sería más correcto llamarlo empaste de mercurio, pero plata no suena tan mal.

¿Por qué los dentistas iban a poner a propósito mercurio, un veneno mortal, en la boca de sus pacientes? Una pregunta de sentido común. La razón es la funcionalidad. Las amalgamas de mercurio encajan muy bien en los agujeros del diente cariado, lo cual no tiene nada que ver con preservar la salud del paciente.

Antes de que se inventaran las amalgamas de mercurio en 1819, la otra única opción era la lámina de oro. Pero el oro era muy caro. Se probó con otras aleaciones de metales, pero para poder introducirlas en el diente había que fundirlas y verterlas en caliente, lo cual no sentaba nada bien a la mayoría de las personas. El mercurio es líquido, y cuando se combina con otros metales como el cobre y la plata, compone una aleación lo bastante maleable para poder acoplarla a una caries. Una vez en el diente, se va endureciendo, lo cual la hace ideal para los empastes. Después de casi doscientos años, los dentistas siguen utilizando los empastes con mercurio.

Ya a principios de la década de 1800, los empastes de amalgama eran objeto de polémica. Se reconocía que el mercurio era altamente venenoso. Algunos dentistas se oponían al uso de las amalgamas pero, salvo la lámina de oro, no había alternativa. Muchos pacientes no se podían permitir empastes de oro y su única opción era la amalgama. El debate se avivó. La Sociedad Americana de Cirujanos Dentales consideró que los empastes de mercurio no eran éticos y prohibió su uso a sus miembros. Estos fueron obligados a firmar una declaración en la que prometían no usarlos, con la amenaza de expulsión de la sociedad si lo hacían. Fueron muchos los dentistas que ignoraron la prohibición y siguieron utilizando las amalgamas. Muchos de ellos fueron expulsados de la sociedad. La consecuencia fue que esta fue perdiendo influencia, y en 1856 fue disuelta.

En 1859 se formó otra organización dental: la Asociación Dental Nacional, después llamada Asociación Dental Americana (ADA). Esta organización estaba a favor del uso de los empastes de amalgama y animaba a sus miembros a que los emplearan. A los nuevos dentistas se les enseñaba que los empastes con mercurio eran seguros. Aunque no existían estudios que lo corroboraran, se les decía que la mezcla del mercurio con otros metales de algún modo lo anulaba, por lo que no suponía peligro alguno para el paciente. Con el respaldo de la ADA, el empaste con amalgama de mercurio se aceptó como algo normal y como práctica dental supuestamente segura.

En la década de 1920 surgió de nuevo la polémica sobre la amalgama. El doctor y químico alemán Alfred Stock disparó la alarma de que el mercurio en realidad se filtra de las amalgamas. El propio Stock tenía empastes de mercurio, y cuando de repente empezó a tener problemas neurológicos, sospechó que se podían deber a esos empastes. Hizo que le extrajeran las amalgamas y casi de inmediato desaparecieron todos los síntomas. Convencido de que el culpable era el mercurio, advirtió a la comunidad médica y dental. Demostró que los empastes de amalgama emitían vapor de mercurio, y al final publicó varios artículos científicos sobre el tema. Sin embargo, sus esfuerzos se encontraron con la férrea oposición de la profesión dental. Siguió con su campaña hasta que estalló la Segunda Guerra Mundial. Con el inicio del conflicto bélico, otros asuntos acaparaban la atención y el tema quedó pronto olvidado.

La preocupación por las amalgamas de mercurio surgió de nuevo en la década de los sesenta. Se fueron publicando estudios que arrojaban dudas sobre la seguridad de este tipo de empastes. Los investigadores descubrieron que no dejaban de emitir vapor de mercurio.[1-4]

La ADA, firme en su postura de proteger el uso de las amalgamas, insistía en que el mercurio no se filtraba de los empastes. Ante las pruebas cada vez más abundantes de lo contrario, más tarde revisó su opinión. Admitió que, efectivamente, escapaba un poco de vapor de mercurio, pero solo durante aproximadamente la primera semana después de colocar el empaste. Cuando la amalgama se había endurecido por completo, la cantidad de vapor liberado era insignificante. ¿Insignificante para quién? ¿Para la ADA? ¡Desde luego no para el paciente! La prueba a la que se remitía la ADA era la seguridad demostrada durante muchos años. El inconveniente de tal argumento es que las amalgamas raramente causan problemas de forma inmediata. Los síntomas aparecen poco a poco y no se suelen manifestar hasta años después. ¿Quién iba a sospechar que en la raíz de las jaquecas o la esclerosis múltiple (EM) que aparecían años después de que se colocaran los empastes en la boca estuvieran estos empastes?

Según el razonamiento de la ADA, una vez que la amalgama se ha endurecido, retiene todo el mercurio. Pero no es verdad. Cuanto más antiguas son las amalgamas, menos mercurio contienen. Diversos estudios han demostrado que las amalgamas más antiguas han perdido hasta entre el 80% y el 90% del mercurio que en su día contuvieron.[5]

Los ácidos de la saliva y los alimentos hacen que el mercurio se vaya filtrando continuamente. Incluso el chicle aumenta la emisión de vapor de mercurio. Los análisis demuestran que cuando la persona ha estado mascando chicle durante diez minutos, la cantidad de vapor de mercurio se multiplica por quince.[6]

Heintze y sus colegas descubrieron que las bacterias bucales convierten el vapor de mercurio en metilmercurio, una forma altamente tóxica de este metal y el mismo tipo que en Minamata provocó la enfermedad y muerte generalizadas por consumo de pescado contaminado.[7]

La ADA sostiene que la inhalación o ingestión de pequeñas cantidades de vapor de mercurio no provoca ningún daño. ¿Cómo explica, entonces, las reacciones documentadas de muchas personas a los empastes de mercurio, o que muchas expliquen que se recuperaron de enfermedades crónicas después de que les quitaran los empastes? Según la ADA, las reacciones solo se producen en una pequeña cantidad de individuos que son alérgicos o «sensibles» al mercurio. ¡Una auténtica ridiculez! ¿Quién no es sensible al mercurio? Es como decir que no hay que preocuparse por haber tomado arsénico o cianuro si no se es alérgico a ellos. El mercurio es un veneno. Provoca daños a quien lo toma, sea alérgico o no.

Al igual que las bacterias bucales, el mercurio puede pasar de la boca a otras partes del cuerpo, causando una amplia diversidad de síntomas y dolencias. Existen pruebas de que el de los empastes de amalgama puede contribuir a una serie de trastornos neurológicos, enfermedades autoinmunes y otros problemas de salud. Varios países europeos han limitado el uso de la amalgama dental y han dictado leyes que regulan su uso durante el embarazo.

Una de las dolencias que se suelen asociar con las amalgamas es la esclerosis múltiple. La EM es una enfermedad autoinmune que poco a poco deteriora las células nerviosas. El odontólogo Hal Huggins, autor de *It's All in Your Head: The Link Between Mercury Amalgams and Illness* (Todo está en la cabeza: relación entre las amalgamas de mercurio y la enfermedad), recuerda que, después de tratar cincuenta casos de EM desde una perspectiva dental, alguien le dijo que debería escribir otro libro sobre la relación entre esta enfermedad y las amalgamas dentales. Por aquella época, no estaba seguro de la incidencia de las amalgamas en la EM, por lo que respondió: «Cuando haya visto mil casos, escribiré el libro». Pocos años después, superó esa cantidad y decidió que había llegado el momento de hacerlo. El libro se publicó como *Solving the MS Mistery* (Desvelar el misterio de la EM).

Según Huggins, la toxicidad del mercurio puede derivar en una serie de enfermedades autoinmunes, aquellas en las que el sistema inmunitario de la persona ataca a sus propios tejidos. Además de la esclerosis múltiple, otras enfermedades autoinmunes comunes son la artritis reumatoide, el lupus, la diabetes (dependiente de la insulina), la glomerulonefritis, la enfermedad de Grave, la miastenia gravis, la enfermedad de Addison y la enfermedad de Lou Gehrig (ELA).

Los glóbulos blancos de la sangre son el caballo de tiro de nuestro sistema inmunitario. Su trabajo consiste en defendernos de sustancias dañinas. ¿Cómo saben diferenciar entre nuestras propias células y las de un intruso? Todas las células de nuestro cuerpo llevan un código especial, una especie de matrícula. Es un código único y exclusivamente personal. Cuando los glóbulos blancos entran en contacto con otra célula, comprueban su código para corroborar si es «yo» o «no yo». Para que la célula sea identificada como «yo», el código debe coincidir exactamente con el del glóbulo blanco. Si se identifica como «yo», no pasa nada. Pero si el código no coincide, queda señalado como intruso y se procede a atacarlo de inmediato.

El mercurio tiene una afinidad especial para los aminoácidos que contienen azufre. Los aminoácidos son los bloques fundamentales con los que se construyen las proteínas. El mercurio se puede adosar a los aminoácidos de las membranas de las células. Con el mercurio formando así parte de la célula, cuando se acerca un glóbulo blanco para leer su código, este dice «yo más mercurio». Como no existe una coincidencia exacta, la célula queda señalada como extraña y se pasa a atacarla. De esta forma, el mercurio puede provocar trastornos autoinmunes.

Cuando el mercurio se adhiere a los aminoácidos, puede causar todo tipo de problemas. Las enzimas, que participan en miles de procesos químicos del cuerpo, están compuestas de aminoácidos. Cuando el mercurio se une a ellas, estas pasan a ser disfuncionales, lo cual puede perturbar en un grado u otro todo el sistema biológico corporal, generando cualquier posible serie de síntomas, desde el deterioro mental hasta la fatiga crónica.

El mercurio de la boca es igual de nocivo, si no peor, que las bacterias o los virus causantes de enfermedades. La eliminación de las amalgamas detendrá la absorción de más mercurio en el cuerpo y reducirá la pesada carga que ha de acarrear el sistema inmunitario. En muchos casos, los pacientes hablan de recuperaciones milagrosas de enfermedades crónicas. Mi esposa, Leslie, sufría jaquecas desde hacía muchos años. No había medicación que le aliviara el dolor: este se prolongaba durante horas, lo cual la incapacitaba por completo. Después de que le quitaran las amalgamas, las jaquecas desaparecieron casi de inmediato. Actualmente lleva diez años sin amalgamas y no ha vuelto a tener ni una sola jaqueca.

El caso de Leslie no es infrecuente. Frank, ingeniero de sesenta y un años, sufría de un eccema grave, una úlcera de estómago, repetidas infecciones del oído, jaquecas crónicas, dolor de articulaciones y espalda, temblores en el brazo derecho y la pierna izquierda, dolor de pecho recurrente, arritmias, falta de concentración e irritabilidad. Tenía seis dientes con amalgamas y dos puentes de níquel y porcelana que reemplazaban a varios dientes. Después de repasar su historia médica, el dentista le propuso retirarle las amalgamas y sustituir los puentes de níquel y porcelana por otros de oro y porcelana. Al cabo de unos días de la intervención dental, Frank empezó a sentirse mejor. Pocas semanas después, decía que todos los síntomas habían disminuido considerablemente, excepto el dolor de espalda y el eccema, que durante cierto tiempo se agravaron para después empezar a mejorar. Pasados unos pocos meses, todos los síntomas desaparecieron, incluidos el eccema crónico y el persistente dolor de oídos.

No todos los pacientes que se quitan las amalgamas experimentan resultados inmediatos. En mi caso, al eliminar dos amalgamas de la boca no observé ningún cambio. Pero hacía treinta y cinco años que llevaba esos empastes y, por consiguiente, la mayor parte del mercurio probablemente ya se había filtrado. La eliminación de las amalgamas no tuvo un gran impacto sobre la carga tóxica de mi cuerpo, pero quería quitármelas porque pensaba que el mercurio no era bueno, por mínima que fuera la cantidad.

A veces, el daño provocado es irreversible o su curación requiere mucho tiempo. Nuestra salud está determinada por muchos factores. Eliminar los empastes de mercurio puede ser útil, pero no garantiza una mejoría inmediata. Las bacterias de la boca, la dieta, el estilo de vida y el entorno pueden influir en la salud. Cuantos más de todos estos aspectos se cuiden, más probabilidades hay de que la salud mejore.

Los dentistas siguen empleando la amalgama en los empastes e incluso te las pueden recomendar con insistencia, asegurando que son completamente inocuas. No los creas. Nunca, nunca consideres la posibilidad de que te empasten un diente con amalgama. Existen muchos materiales compuestos nuevos no metálicos que realizan la misma función y son mucho más seguros. A diferencia de las amalgamas, son blancos y casan tan bien con el color del diente que ni siquiera se notan.

LOS MATERIALES DENTALES

Los dentistas nos colocan en la boca muchos materiales, de forma temporal o permanente. Algunos son relativamente inofensivos, pero otros, como las amalgamas de mercurio, son potencialmente letales. Te conviene saber cuáles son los nocivos y cuáles los más seguros. Hay cientos de aleaciones que se pueden utilizar en odontología. Los metales se emplean para empastes, coronas, dentaduras postizas parciales, ortodoncias e implantes. Cada fabricante tiene su propia fórmula para cada uno de sus productos, y los pueden patentar.

Unos metales son más tóxicos que otros. Todos podemos ser sensibles a cualquier tipo de metal o aleación. Por lo general, el oro es el más benigno. Después de analizar a casi 4000 pacientes, el doctor Hal Huggins concluye que solo el 9% de las personas tiene sensibilidad al oro.[8] En comparación, el 95% la tiene al cobre y el 94% al zinc, dos metales que son componentes de los empastes de amalgama. De modo que, además del mercurio, el resto de los metales de estos empastes también puede provocar problemas.

Si vas a colocarte metales en la boca, asegúrate de que todos sean del mismo tipo. Dos metales disímiles pueden hacer que se genere energía eléctrica. Recuerdo haber leído hace años sobre un hombre que siempre oía música y voces en la cabeza. Nadie más las oía. Se investigó el caso, y se descubrió que el metal que llevaba en la boca actuaba como un rudimentario receptor de radio, y el hombre sintonizaba la emisora local. No sé si la historia es verídica o no, pero podría serlo perfectamente. Los metales de la boca producen electricidad. Dos o más metales disímiles, combinados con los ácidos y los electrolitos (iones de la saliva), producen una carga eléctrica exactamente igual que una batería. La electricidad consiste en el flujo de electrones. Los de un metal fluyen al otro. Esto provoca la liberación de iones metálicos en el interior de la boca. La liberación de metales potencialmente dañinos como el mercurio, el níquel y el cobre se intensifica.

Los dientes rotos o con endodoncias a menudo se reconstruyen o empastan con amalgama para poder colocarles una corona. Al poner oro sobre la amalgama (dos metales disímiles) se estimula la liberación de mercurio. Si ya tienes algún empaste de amalgama, añadirle otro de oro aumentará la exposición al mercurio. Y lo mismo ocurrirá si se añade una corona de oro o níquel, o un puente que contenga níquel o cualquier otro elemento metálico.

El níquel es un metal común en las coronas, los puentes y los apliques dentales. Las llamadas coronas de «cromo» en realidad están hechas de acero inoxidable, que contiene níquel. Este, como el mercurio, es un metal pesado tóxico, aunque en menor cantidad. En concentraciones de 30 partes por millón (ppm) o superiores es letal. El contaminante máximo permitido establecido por la Agencia de Protección Medioambiental (APM) para el níquel en el agua potable es de 0,1 ppm. Para hacerse una idea de esta cifra, el límite de la APM para el arsénico es de 0,01 y para el cianuro, de 0,2. En otras palabras, la APM considera que el níquel es diez veces menos tóxico que el arsénico, pero el doble que el cianuro.

Si es tan tóxico, ¿por qué se coloca níquel en la boca? Como en el caso del mercurio, la APM considera que, cuando se combina con otros metales, el níquel pierde sus propiedades tóxicas. Lo que no tiene en cuenta es que los ácidos y la electricidad corroen el metal, formando una sopa cáustica que nos tragamos con la saliva.

En la mayoría de los casos de coronas y puentes, el oro es una mejor opción. Para los empastes, son preferibles los materiales compuestos que los metales. Los compuestos están hechos de una matriz de base resinosa con un relleno inorgánico, como la sílice. Hay diferentes tipos de materiales compuestos.

Si necesitas un empaste, no permitas que el dentista lo haga con amalgama. Si intenta convencerte, ve a otro odontólogo. Los mejores materiales para empastes son el oro o los compuestos, preferiblemente estos últimos. Sin embargo, no puedes ponerte el primer material compuesto que el dentista tenga a mano. Es posible que seas alérgico o químicamente sensible a algunos de estos materiales compuestos, y no debes meterte en la boca permanentemente nada que te vaya a producir una mala reacción. Por lo tanto, antes de ponerte los empastes, debes hacerte una *prueba de compatibilidad*. Te la puede realizar el propio dentista, o te remitirá a alguien que pueda hacértela. Si el dentista te dice que la prueba no es necesaria, no sabe lo que hace ni le preocupa tu salud. Ve a otro especialista. En la prueba de compatibilidad, te sacan un poco de sangre, y con ella se prueban todos los compuestos. Después te dan una lista de los materiales con los que tuviste una reacción positiva o negativa. Debes entregar este informe al dentista, para que escoja un compuesto que sea compatible contigo.

Si quieres quitarte algún empaste, debes acudir a un profesional que sepa hacerlo como se debe. La mayoría de los dentistas no saben. Sacan la amalgama, pero no lo hacen adecuadamente. Eliminar la amalgama de mercurio es peligroso. Al retirar el empaste antiguo, el vapor y el polvo de mercurio llenan el aire y la boca. Si el dentista no toma las necesarias precauciones, es posible que absorbas grandes cantidades de mercurio que te puedan causar más problemas que si hubieses dejado el empaste en su sitio. Te conviene buscar un dentista holístico o biológico que sepa cómo se deben quitar los empastes. Al final de este capítulo encontrarás una guía para hallar un dentista que practique la odontología biológica.

EL FLUORURO

El flúor es un elemento que en su forma más pura es un gas. Al combinarse con otros elementos, forma un compuesto llamado «fluoruro». El dentista suele emplear fluoruro. Los dentífricos y elixires bucales lo suelen llevar también, así como el agua potable. También es el ingrediente activo de los raticidas y los insecticidas contra las cucarachas.

Sí, el fluoruro es un veneno. Más venenoso que el plomo, y poco menos que el arsénico.[9] Por esta razón, la Administración de Alimentos y Fármacos dispone que en todos los dentífricos que contengan fluoruro se advierta de ello. La etiqueta dice: «Manténgase fuera del alcance de los niños menores de 6 años», y si se traga una cantidad de dentífrico de mayor tamaño que el de un guisante «acudir al médico o ponerse en contacto inmediatamente con el Centro de Control de Sustancias Venenosas». ¿Por qué iba alguien a querer meterse en la boca algo tan venenoso que si se traga una cantidad del tamaño de un guisante debe acudir al médico enseguida?

La mayoría de las personas utiliza una cantidad de dentífrico bastante mayor que el tamaño de un guisante para lavarse los dientes. Si se supone que con el cepillado el fluoruro penetra en estos, ¿no va a penetrar también en las membranas mucosas de la boca, que son mucho más absorbentes que los dientes? ¿No podría ser esto tan perjudicial como tragárselo?

Se nos advierte de que el fluoruro es peligroso y que no nos lo debemos tragar, pero cuando se añade al agua potable se nos hace creer que de repente pierde su toxicidad. ¿Tomarías conscientemente agua a la que se hubiese agregado plomo o arsénico?

En Estados Unidos, se añade fluoruro deliberadamente a dos terceras partes de todos los suministros de agua, en teoría para reducir las caries. Fuera de este país, la fluorización se ha extendido a Canadá, el Reino Unido, Australia, Nueva Zelanda y otros pocos países. La mayor parte del fluoruro de los depósitos de agua municipales procede de un subproducto de la fabricación de aluminio, cemento, acero y abonos de fosfato. Normalmente, el fluoruro se trata como un residuo tóxico y deshacerse de él es muy caro. En los años treinta del siglo pasado, investigadores que trabajaban para Alcoa Aluminium fueron los primeros en sugerir que añadir 1 ppm de fluoruro al agua potable podría reducir la incidencia de las caries dentales. Curiosamente, Alcoa produce toneladas de fluoruro en la fabricación de aluminio. Encontrar un mercado para este producto les ahorraría millones de dólares.

A Alcoa le interesaba vender la mayor cantidad posible de fluoruro. La cifra de 1 ppm era el nivel más alto que se podía añadir al agua potable sin causar fluorosis: dientes picados o con manchas de color amarillo y marrón en más del 10% de los consumidores.

Las presiones de Alcoa y de sus amigos del Gobierno llevaron a fluorizar el agua de suministro público. En 1945, Newburgh, Nueva York y Grand Rapids fueron las primeras ciudades en probar la fluorización. De este modo, el fluoruro fue la primera droga que se experimentó en la población general sin ningún estudio previo sobre su seguridad. El esmalte de los dientes está compuesto predominantemente de carbonato de calcio. Cuando los dientes están expuestos al flúor, el esmalte lo absorbe directamente y lo integra en su composición, formando fluoruro de calcio. El doctor George Meinig afirma:

Nos han hecho creer que el flúor endurece los dientes. El hecho es que en realidad los hace más blandos. Cualquier dentista que haya tratado a muchas personas que se hayan criado en zonas donde el agua natural con que se abastecen es alta en fluoruro puede dar fe de que los dientes de esas personas no solo desarrollan fluorosis, una desagradable mancha de color marrón grisáceo en el esmalte, sino que, cuando se perforan, se observa que estos dientes son mucho más blandos que los de la mayoría de la población. La Asociación Dental Americana admite que cuando se añade flúor al agua en la dosis recomendada de una parte por millón, el 10% de quienes la beben sufre un grado u otro de fluorosis. La razón de que los dientes se reblandezcan es que el fluoruro de calcio no es una estructura tan dura como el carbonato de calcio. Se podría pensar que los dientes tratados con flúor se pudren más deprisa porque son blandos. Sin embargo, el fluoruro de calcio es menos soluble ante los ataques de los ácidos que el carbonato de calcio, de modo que los ácidos producidos por las bacterias de la placa no consiguen picar tan fácilmente el esmalte, y se reduce la cantidad de caries. Existe la idea de que el tratamiento de los dientes con flúor los protege de las caries para toda la vida. Muchos estudios demuestran que esta protección desaparece hacia el final de la adolescencia.

Con la aprobación de organismos tan respetables como la Asociación Dental Americana, la Asociación Dental Canadiense, el Servicio de Salud Pública de Estados Unidos y Alcoa, se podría pensar que debe de haber montones de pruebas que demuestran que la fluorización es segura y efectiva, ¿no? Reflexionemos un poco. Si se quiere hacer enmudecer a cualquier defensor de la fluorización, basta con pedirle que cite estudios legítimos que demuestren que esta práctica evita las caries y que, en las dosis actuales, es inocua. La única prueba que puede aducir son los estudios originales realizados por Alcoa y sus amigos. Estudios más recientes demuestran que los efectos sobre la prevención de las caries han sido mínimos. Una buena higiene es exactamente igual de eficaz y no produce ninguno de los efectos negativos relacionados con el fluoruro.

El fluoruro es acumulativo y tóxico para todas las formas de vida, incluso en dosis muy bajas. Estudios «doble ciego» demuestran la existencia de efectos adversos del nivel 1 ppm en el agua. Algunas investigaciones recientes apuntan a que el consumo de fluoruro aumenta el riesgo de trastornos que afectan a los dientes, los huesos, el cerebro y la glándula tiroides.[10]

Incluso a niveles normales, entre el 5 y el 10% de los niños desarrollan decoloración, caries y debilitamiento de los dientes, características de la fluorosis. Esta es algo más que un problema cosmético. La presencia de fluoruro en el agua potable provoca *más* caries en los niños. Si el fluoruro en el agua se une a la exposición a otras fuentes como el dentífrico, las bebidas y los medicamentos, el grado de fluorosis se puede incrementar.

Beber agua tratada con flúor no solo afecta a los dientes, sino a todos los huesos del cuerpo. El fluoruro sustituye el carbonato de los dientes, lo cual provoca que estos se hagan más débiles y quebradizos; por esto es lógico suponer que hace lo mismo con los huesos.[11] El fluoruro aumenta el riesgo de fractura, en especial en personas vulnerables, por ejemplo los ancianos.[12]

«El fluoruro provoca enfermedad ósea —fluorosis del esqueleto—, graves daños a los sistemas músculo-esquelético y nervioso que derivan en pérdida muscular, limitación del movimiento articulatorio, deformidades de la columna vertebral, calcificación de los ligamentos y daño neurológico», apunta la doctora Lita Lee, bioquímica y autora de libros de mucho éxito.[13] Pese a los suplementos de calcio y la educación sobre la salud de los huesos, la osteoporosis va en aumento. En Estados Unidos, la tasa de fracturas de cadera es la más alta del mundo.

El fluoruro es un contaminante industrial común que puede matar a plantas y animales. Según el Departamento de Agricultura de Estados Unidos, ha causado en animales de todo el mundo más daño que cualquier otro contaminante del aire.[14] Los litigios por los daños provocados en la agricultura por el fluoruro suman más que los planteados por todos los demás contaminantes juntos.[15]

En las décadas de 1960 y 1970, el vertido intencionado al aire de grandes cantidades de fluoruro por la Reynolds

Metals Company y Alcoa provocó un grave envenenamiento en la reserva de los indios mohawks. El escritor médico Joel Griffiths explica las consecuencias:

> Las vacas se arrastraban sobre el vientre por los pastos, avanzando lentamente como caracoles gigantes. Tullidas por la enfermedad de los huesos, no podían mantenerse en pie, y esa era la única forma que tenían de poder pastar. Algunas morían de rodillas, después de parir unos terneros raquíticos. Otras seguían reptando hasta que, incapaces ya de masticar porque los dientes se habían desmigajado, morían de hambre [...] Los niños mohawks, también mostraban signos de daños en los huesos y en los dientes.[16]

Los mohawks se querellaron contra diversas empresas, pero al final apenas consiguieron lo suficiente para compensar la pérdida de sus vacas.

Los dientes y huesos debilitados no son los únicos problemas que provoca el fluoruro. El Consejo Nacional de Investigaciones (CNI) dedicó tres años a repasar cientos de estudios sobre este elemento. La conclusión fue que «el fluoruro puede alterar sutilmente la función endocrina, especialmente en la tiroides —la glándula que produce las hormonas que regulan el crecimiento y el metabolismo». John Doull, profesor emérito de Farmacología y Toxicología del Centro Médico de la Universidad de Kansas, que fue presidente del CNI, reconoció que los efectos del fluoruro en la tiroides «me preocupan».[17] Había razones para que lo hicieran, porque puede provocar hipotiroidismo.

Por su parte, la doctora Lita Lee señala: «El fluoruro provoca cáncer». En 1981, Dean Burk —químico jefe del Instituto Nacional del Cáncer— testificó en vistas orales del Congreso que más de cuaenta mil muertes por cáncer al año se pueden atribuir a la fluorización. Dijo que «ninguna sustancia química provoca tanto cáncer, ni tan deprisa, como los fluoruros». Es una información bien documentada, verificada y confirmada por estudios epidemiológicos y sobre animales.

La doctora Lee continúa: «El Departamento de Salud de Nueva Jersey descubrió que el riesgo de cáncer de huesos era unas tres veces superior en las zonas fluorizadas que en las no fluorizadas. La razón es que los huesos son un objetivo para el fluoruro». El *Journal of Carcinogenesis* dice que «el fluoruro no solo tiene la capacidad de transformar las células normales en células cancerosas, sino también de potenciar las propiedades cancerígenas de otras sustancias químicas».

«El fluoruro causa daño genético». Un artículo publicado en *Mutation Research* asegura que un estudio de Procter & Gamble, fabricante del dentífrico Crest, demostraba que 1 ppm de fluoruro causa daño genético. Los resultados de aquel estudio no fueron publicados.

Una publicación de los Institutos Nacionales de Ciencias de la Salud Medioambiental, *Environmental and Molecular Mutagenesis*, también vinculaba el fluoruro con el daño genético. La exposición al fluoruro en cultivos de células humanas y de roedores provocaba un aumento de las aberraciones cromosómicas, que se traducían en defectos de nacimiento y la mutación de células normales en células cancerosas.

Y esto no es todo. El fluoruro, incluso en dosis mínimas, se acumula en el cerebro y lo daña, y afecta al desarrollo mental del niño. Diversos estudios epidemiológicos realizados en China asociaban una alta exposición al fluoruro con un coeficiente intelectual más bajo.

La doctora Lee añade: «El fluoruro envenena más de cien enzimas de nuestro cuerpo. Perturba el colágeno, el principal tejido conectivo del organismo, provocando arrugas y envejecimiento prematuros. El fluoruro causa enfermedades convulsivas en humanos y animales».

Paradójicamente, se emplea para ayudar a reducir las caries, pero tiene el potencial de provocar enfermedad de las encías. El fluoruro del dentífrico, los elixires bucales y el agua contribuyen a la formación de sarro dental, el duro depósito mineral que se posa en los dientes e irrita el tejido de las encías, alberga bacterias y estimula la inflamación crónica, que puede provocar enfermedad de las encías.[18-19] ¿Qué se gana con prevenir las caries si la enfermedad dental provoca la pérdida de los dientes? Lo único positivo es que los dientes que se pierdan no tendrán caries.

Con todos los riesgos asociados al fluoruro, ¿qué beneficios puede tener? ¿Son lo bastante importantes como para compensar los numerosos riesgos de salud que hoy se relacionan con su uso? Para las personas adultas, los beneficios son nulos. En niños que viven en zonas de Estados Unidos donde se fluoriza el agua, la tasa de caries dentales es casi idéntica a la de aquellos que viven en zonas no fluorizadas.

La fluorización y el uso de dentífricos con fluoruro y productos similares son innecesarios y potencialmente dañinos. El cuidado de los dientes con un cepillado regular y enjuagues con aceite diarios elimina cualquier supuesta necesidad de agua o dentífrico fluorizados.

DENTÍFRICO CASERO (SIN FLUORURO)

La mayoría de los dentífricos comerciales contiene fluoruro, detergentes y otras diversas sustancias químicas. Para limpiarse los dientes no son necesarios estos dentífricos comerciales, ni, en realidad, ningún tipo de dentífrico. La acción abrasiva del cepillo es suficiente para limpiar la placa. Sin embargo, un dentífrico elaborado con la debida fórmula puede contribuir a la salud dental. Puedes elaborarlo en casa, sin fluoruro ni detergentes fuertes, tan bueno, si no mejor, que uno comercial. Utiliza los siguientes ingredientes:

1 cucharada de bicarbonato
1 cucharada de glicerina vegetal
2-4 gotas de aceite de menta, gaulteria o canela
1/2 cucharadita de xilitol (opcional)

El bicarbonato es el ingrediente básico de esta fórmula y es adecuado para neutralizar los ácidos y mantener el debido equilibrio del pH. También actúa como un abrasivo suave. La glicerina sirve de base de cohesión del bicarbonato y otros ingredientes. Se puede encontrar en las tiendas de alimentación sana y las farmacias. Los aceites de menta, gaulteria y canela ayudan a refrescar el aliento. También se puede usar aceite de clavo. La ventaja de este es que es un eficaz desinfectante y puede ayudar a reducir las bacterias orales. El xilitol es opcional. Endulza la pasta, le da un sabor más agradable y también ayuda a matar los gérmenes.
Una vez mezclados todos los ingredientes, el dentífrico está listo para usar. Con las cantidades de la receta se obtiene dentífrico suficiente para tres semanas para una persona. Como no contiene resinas ni excipientes, su aspecto no es el del dentífrico comercial. Es más líquido. Guarda la mezcla en un tarro de cristal pequeño con tapa. La función de esta es evitar que entren insectos y polvo. Pon el tarro en el botiquín. No hace falta que esté refrigerado.

Puedes eliminar los productos comerciales que contengan fluoruro, por ejemplo dentífricos y elixires bucales. Si vives en una zona donde se fluorice el agua, puedes pensar en otras opciones. Si bebes agua embotellada, debes asegurarte de que procede de una fuente fiable, ya que muchas marcas no hacen sino embotellar agua de abastecimiento público que puede contener fluoruro. Los destiladores y purificadores por ósmosis inversa eliminan prácticamente todas las partículas, minerales y toxinas extraños. Sin embargo, producir cinco litros de agua requiere varias horas. Otra opción son los filtros. Se puede obtener agua filtrada casi al instante, pero no todos los filtros pueden eliminar el fluoruro, por lo que debes comprobar que el que vayas a adquirir lo haga.

LA ODONTOLOGÍA BIOLÓGICA

Si piensas en extraerte algún diente tratado con empastes de amalgama o endodoncias y no estás muy seguro de dar el paso, te recomiendo que estudies el tema un poco más. En la bibliografía del final de este libro encontrarás información. Lee algún libro de Huggins, Cutler, Ziff y otros. También te aconsejo que consultes la página del Centro Internacional de Estudios sobre Nutrición, www.icnr.com, y que leas la información que ofrece sobre todas estas cuestiones.

Habla con tu dentista. El problema es que la mayoría de los odontólogos no comprenden del todo ni aprecian la estrecha relación entre la salud dental y la salud sistémica. Los dientes se tratan como un segmento aislado del cuerpo, como si no tuvieran más influencia en la salud y el bienestar de la persona que su función en la digestión de los alimentos. Estos dentistas comparten la opinión de la Asociación Dental

Americana de que el mercurio, las endodoncias y el fluoruro son inocuos o incluso beneficiosos.

Los dentistas que comprenden el peligro de los empastes de mercurio y todo lo referente a las endodoncias y a la fluorización, se oponen a colocar empastes de amalgama en la boca de sus pacientes. Consideran éticamente irresponsable aplicarles mercurio. Para ellos, la boca es una parte integrante de todo el cuerpo, y comprenden que los tratamientos médicos que se realicen en ella y en los dientes pueden tener un enorme impacto en la salud general. Son el tipo de dentista con el que te conviene hablar.

Para distinguirse de los demás, los dentistas que defienden estas ideas se refieren a su profesión como «odontología biológica». Otras denominaciones habituales son «odontología sin mercurio», «odontología ecológica» y «odontología holística». Estos dentistas han seguido con sus estudios y formación para conocer el modo de eliminar de forma segura y eficaz los empastes de amalgama sin provocar daños indebidos al paciente. Aquel que piensa que las amalgamas son inocuas será menos precavido al extraerlas que el que comprende el peligro que encierran. Al quitar las amalgamas de los dientes, se libera vapor de mercurio; es imposible evitarlo. La cantidad de mercurio que la persona absorbe está determinada por el procedimiento que siga el dentista.

Mi consejo es que busques uno que haya aprendido a extraer amalgamas de forma segura. El doctor Hal Huggins ha perfeccionado un sistema de extracción de amalgamas seguro y que propicia la recuperación casi completa de la enfermedad sistémica inducida por el mercurio. Para encontrar un dentista en su zona, los norteamericanos pueden ponerse en contacto con Huggins Applied Healing llamando al teléfono 1(866)948-4638 (Estados Unidos y Canadá) o consultar la página www.hugginsappliedhealing.com.

Otro recurso es la Asociación Dental Holística, una organización internacional de dentistas que se oponen al mercurio. En su página web se puede consultar una base de datos de miembros de Estados Unidos y de todo el mundo.

Holistic Dental Association
PO Box 151444
San Diego, CA 92175 USA
(619)923-3120

No aparecen todos los dentistas de formación holística, solo los que pertenecen a la asociación. Para buscar otros puedes hacerlo en Internet, con estas entradas:

- Odontología biológica
- Odontología holística
- Odontología ecológica
- Odontología sin mercurio

Para búsquedas más específicas, puedes incluir la zona en la que resides, por ejemplo, «odontología biológica Florida». Si vives fuera de Estados Unidos, incluye en la búsqueda tu país o el nombre de la gran ciudad más próxima, por ejemplo, «odontología biológica Madrid».

Capítulo 5

EL MILAGRO DEL *OIL PULLING*

UNA NUEVA TERAPIA BASADA EN LA MEDICINA TRADICIONAL

L os orígenes del *oil pulling* están en la medicina ayurveda de la India. Los antiguos textos ayurvédicos (*Charaka Samhita* y *Sushrutha's Arthashastra*) datan de hace más de dos mil años y lo describen como «gárgaras con aceite». Hace mucho tiempo, los profesionales ayurvédicos descubrieron que lavarse la boca con aceite vegetal no solo purifica esta, sino que recupera la salud de todo el cuerpo. Se dice que con este sistema se curan unas treinta enfermedades sistémicas, desde problemas relativamente menores como el mal aliento o las jaquecas hasta estados más graves como el asma o la diabetes.

La práctica de enjuagarse la boca con aceite es tan simple que a menudo pasó desapercibida y no recibió toda la atención que merecía. El doctor F. Karach, que también practicaba la medicina ayurveda, sacó a la luz los enjuagues con aceite. Había perfeccionado el método ayurveda y a su nueva versión la llamó *oil pulling*. Expuso sus hallazgos sobre este en una conferencia que dio en Ucrania, por entonces parte de la Unión Soviética, y que iba dirigida a un grupo de oncólogos y bacteriólogos.

En su charla esbozó su método del *oil pulling* y explicó el notable poder que tiene a la hora de curar una serie de enfermedades. Sostuvo que con el simple método de enjuagarse la boca con aceite se pueden curar totalmente muchas enfermedades, y se evita tener que recurrir a los fármacos o la cirugía, que habitualmente causan efectos secundarios dañinos. Los enjuagues bucales con aceite vegetal contribuyen a la autocuración del cuerpo. El proceso «absorbe» o «saca» del organismo las toxinas y los gérmenes y permite que la naturaleza siga su curso para que se produzca la curación. Afirmó que con esta técnica se curan las jaquecas, la bronquitis, el dolor de dientes, la trombosis, el eccema, las úlceras, el cáncer, los trastornos intestinales, las enfermedades cardíacas y renales, la encefalitis, la parálisis, el insomnio, las enfermedades de las mujeres, las afecciones hepáticas crónicas y los trastornos de los nervios, el estómago, los pulmones y el hígado.

El doctor Karach sostenía que la terapia del aceite lo curó de una dolencia hematológica crónica que sufría desde hacía quince años. En solo tres días, también le curó la artritis, muy grave en algunos momentos, que lo paralizaba. Aseguró que solo vivimos la mitad del tiempo que podríamos vivir, y señaló que si nos purificáramos el cuerpo de forma regular mediante los enjuagues con aceite podríamos prolongar la vida hasta los ciento cuarenta o ciento cincuenta años.

El doctor Karach explicó su método. Recomendaba utilizar aceite de girasol refinado, un aceite que se emplea de forma habitual para cocinar en toda la India, pero señaló que también se podían usar otros tipos. Pensaba que el aceite, al moverlo por la boca, absorbe las toxinas de la sangre a través de las membranas mucosas. Pasados entre quince y veinte minutos, se tira el aceite y se enjuaga la boca con agua. Al eliminar las toxinas todos los días, disminuye la presión sobre el sistema inmunitario y el cuerpo se puede autosanar. Se curan enfermedades crónicas y agudas.

Dio la conferencia a un grupo de expertos médicos occidentales habituados al uso de fármacos, cirugía y radiación para tratar las enfermedades. Esta extraña técnica les debió de parecer absurda. Era un método tan simple y sus supuestos resultados tan notorios que el público seguramente puso en duda la cordura del conferenciante. De no haber sido por un artículo sobre su charla publicado en una revista médica comercial de Calcuta en 1992, es posible que el *oil pulling* tal como hoy lo conocemos hubiera seguido en la oscuridad.

Mientras asistía a una clase de homeopatía, a Tummala Koteswara Rao, militar retirado residente en Bangalore (India), le dieron un folleto sobre el *oil pulling* basado en el mencionado artículo. En enero de 1993, el señor Rao y su esposa empezaron a practicar los enjuagues con aceite, y su testimonio es el siguiente:

A los sesenta y tres años me he curado de los estornudos y el resfriado crónicos que me agobiaban por la mañana o la noche y que llevaba padeciendo hacía más de cuarenta años, y del asma, el insomnio, las palpitaciones, las alergias a diversos alimentos, los olores y los problemas de digestión que sufría desde hacía muchos años. Mi esposa, a los cincuenta y seis años, se curó de treinta años de jaquecas y cuarenta de varices y úlceras, artritis, hipertensión y muchas otras dolencias menores. Sufríamos todas estas enfermedades con resignación y sin esperanza, con solo algún alivio pasajero gracias a diversos tratamientos médicos. Los enjuagues con aceite nos las han curado todas sin medicinas y después de practicarlos solo durante poco más de un año.

Profundamente impresionado por el poder de esta sencilla técnica, Rao sintió la necesidad de contar a los demás lo que había conseguido con ella y de fomentar el uso del *oil pulling* como medio para recuperar la salud: «Me obsesionaba la idea de dar a conocer el *oil pulling* a todo aquel que padeciera una enfermedad u otra». Empezó por distribuir un folleto sobre los enjuagues con aceite. Afortunadamente, uno de ellos llegó al diario *Andhra Jyoti*. Algunos miembros de su plantilla probaron el sistema y vieron que era efectivo, y el diario publicó un artículo sobre el tema. Rao se ofreció voluntario para atender las preguntas de los lectores. La respuesta de estos fue tan positiva que el diario siguió publicando artículos semanales sobre el *oil pulling* durante tres años. Otros periódicos y revistas comenzaron a publicar artículos, y de ahí surgió un movimiento de salud basado en esta terapia.

En el transcurso de doce años, Rao escribió numerosos textos y dio más de mil conferencias. En todo ese tiempo recibió más de mil doscientas cartas de gente que exponía sus experiencias con los enjuagues. También conoció a una serie de personas que le contaron personalmente su caso: «Todas ellas —señala Rao— aseguraban que sufrían alguna enfermedad incurable con el tratamiento médico habitual, y que se habían curado con solo el *oil pulling*».

Hoy, Rao sigue con su campaña educativa sobre los beneficios de los enjuagues con aceite. No es médico ni terapeuta, pero cree que el poder oculto del *oil pulling* está en los principios de la medicina y la homeopatía ayurvedas, y que el *oil pulling* equilibra las fuerzas del cuerpo, y así propicia la curación.

Es posible que exista un componente de energía en este sistema, pero creo que interviene en él un mecanismo más físico: los gérmenes de la boca causan infecciones y trastornan la química corporal. Al eliminar los gérmenes, se alivia ese estado y la salud mejora.

¿DÓNDE ESTÁ LA PRUEBA?

Una de las principales críticas que se le hacen al *oil pulling*, en especial desde la profesión médica, es que existen muy pocas pruebas científicas que lo avalen. En general, los médicos son muy precavidos ante terapias nuevas cuya efectividad no esté demostrada, sobre todo cuando se trata de terapias que ponen en entredicho las prácticas convencionales. A las entidades financieras y las compañías farmacéuticas no les interesa verificar la eficacia de las terapias naturales. Esta es la razón de que no se hable mucho sobre el *oil pulling* en las publicaciones científicas al uso.

Sin embargo, el hecho de que no se hayan realizado muchos estudios médicos sobre el tema no significa que esa

La higiene bucal

Los dientes solo representan el 10% de la superficie de la boca, y las bacterias viven en toda ella. Cuando se acaba de cepillar los dientes, las bacterias que aún permanecen se realojan en los dientes y encías. Los enjuagues con aceite llegan prácticamente al 100% de la boca, de modo que afectan a todas las bacterias, virus, hongos y protozoos que habitan en ella.

terapia sea menos efectiva. Lo que más preocupa a los médicos de los tratamientos o terapias nuevos es el posible daño que puedan causar. Es evidente que un fármaco o un procedimiento médico no comprobados pueden provocar mucho daño; por eso los facultativos siempre son reticentes ante todo lo nuevo. Antes de recomendarlos a sus pacientes, quieren que se comprueben una y otra vez, hasta que se demuestre su seguridad. En el caso del *oil pulling*, no es necesaria tal precaución, porque es un sistema completamente inofensivo, y dos mil años de uso constituyen un récord de seguridad demostrada. Nunca nadie ha muerto ni ha sufrido ningún tipo de daño por enjuagarse la boca con aceite vegetal. El aceite ni siquiera se traga, de modo que no se ingiere nada. El *oil pulling* es una de las formas de tratamiento menos agresivas, menos dañinas y más sencillas.

Es posible que no se hayan publicado muchos estudios sobre el *oil pulling*, pero esto no significa que no existan pruebas de su eficacia. En realidad, hay muchas pruebas. Sabemos que la boca es terreno abonado para los gérmenes, y que estos pueden pasar a otras partes del cuerpo, causar infecciones y alterar la química orgánica, provocando con ello toda una serie de estados infecciosos y degenerativos. Hay cientos de estudios médicos publicados que lo demuestran. También sabemos que los enjuagues con aceite eliminan los gérmenes de la boca, y disminuyen la cantidad de los que puedan entrar en el cuerpo y causar daño. Es algo evidente para cualquiera que lo pruebe. El cuerpo humano posee una increíble capacidad de autocurarse, y si tiene oportunidad, lo hace. El *oil pulling* brinda esta oportunidad al reducir la carga tóxica y liberar de la suya al sistema inmunitario para que pueda trabajar con mayor eficacia. El hecho es que miles de personas han experimentado una mejoría con este sistema. Si es inocuo y funciona, ¿por qué criticarlo? En su lugar, probémoslo y obtengamos sus beneficios.

La encuesta del *Andhra Jyoti*

Se han publicado unos pocos estudios sobre la eficacia del *oil pulling*. El primero fue una encuesta realizada por el diario *Andhra Jyoti* en 1996. En él, Koteswara Rao escribió durante varios años su columna semanal sobre esta terapia. Los editores pidieron la colaboración de los lectores que habían probado los enjuagues con aceite. La finalidad de la encuesta era averiguar la eficacia del tratamiento y qué tipos de dolencias curaba.

De un total de 1041 personas que respondieron el cuestionario, 927 (89%) dijeron que se habían curado por completo de una o más enfermedades. Solo 114 (11%) aseguraron que no habían sentido ninguna mejoría de importancia. El análisis indicó curaciones de las siguientes dolencias:

Dolores de cuerpo, cuello y cabeza	758 casos
Problemas de alergia y respiratorios, como asma y bronquitis	191 casos
Problemas de la piel, como pigmentación anormal, picores y eccemas	171 casos
Problemas digestivos	155 casos
Estreñimiento	110 casos
Artritis y dolor de articulaciones	91 casos
Diabetes	56 casos
Hemorroides	27 casos
Problemas hormonales femeninos	21 casos
Otras enfermedades, como cáncer, poliomielitis, lepra, riñón poliquístico, neurofibroma o parálisisis	72 casos

Al considerar las respuestas, hay que tener en cuenta que los estados más prevalentes en la población son los que registran mayor número de curaciones. Los menos comunes, como la diabetes y el cáncer, muestran un menor número porque hay menos personas que los padecen. Es interesante que en la encuesta se hable de «curación» completa, y no solo de «mejoría».

Aunque el estudio no se realizó bajo un estricto control científico, sigue dando pruebas fehacientes de la eficacia de la terapia.

El estudio de Match Industries

En 2005, Pioneer Match Industries, de Tamil Nadu, en la India, realizó un estudio sobre el *oil pulling* con el personal femenino de su fábrica. De unas 200 trabajadoras que empezaron el estudio, lo completaron 144. Se les explicó en qué consistía el *oil pulling* y cuáles eran sus beneficios. Se les proporcionó el aceite gratuitamente, y se les dijo que lo utilizaran a diario en ayunas. Los enjuagues se solían hacer todas las mañanas antes de desayunar.

Al cabo de veinticinco días, las mujeres explicaron sus resultados. No hablaron de dolencias específicas, sino que calificaron la eficacia del tratamiento para aliviar síntomas relacionados con cualquier problema de salud que tuvieran. En cada caso se podía optar por «Muy bueno», «Bueno», «Normal» o «Ningún efecto». Estos fueron los resultados:

Efecto	Número de trabajadoras	Porcentaje
Muy bueno	23	16
Bueno	58	40
Normal	56	39
Ningún efecto	7	5

Un total de 137 mujeres (93%) hablaron de algún tipo de mejoría, y 81 (56%), de unos resultados buenos o muy buenos. Solo 7 participantes (5%) informaron de que no habían observado ningún beneficio. El estudio solo abarcó veinticinco días. Si se hubiera prolongado más, no hay duda de que habría producido un efecto positivo muy superior. El estudio coincide con los resultados de la encuesta del *Andhra Jyoti*, el 89% de cuyos participantes habló de una mejoría y cuyo 11% señaló que no había observado ninguna.

Los participantes dijeron que habían experimentado mejoría de muy distintas dolencias, como ocurrió en la encuesta del *Andhra Jyoti*. Una mujer tuvo una reacción excepcional. Era una de las supervisoras de la fábrica, tenía treinta y cinco años y dos hijos. Era diabética y llevaba dos años tomando medicinas. Al empezar con el *oil pulling*, comenzaron a mejorar sus niveles de azúcar en sangre. Al cabo de veinte días, pudo reducir la medicación en un 50% y los niveles siguieron siendo normales. Animada, cuando el estudio concluyó, continuó con la terapia. Después de otros veinte días de enjuagues con aceite, dejó todos los medicamentos. Los niveles de azúcar se mantuvieron normales, tenía mucha más fuerza y su rendimiento en el trabajo mejoró.

El estudio del Instituto KLES

El primer estudio sobre los efectos del *oil pulling* que se publicó apareció en el *Journal of Oral Health and Community Dentistry*.[1] Era obra del doctor H. V. Amith y sus colegas del Departamento de Odontología Preventiva y de la Comunidad del Instituto KLES de Ciencias Dentales de Belgaum, en la India.

El objetivo de los investigadores era evaluar los efectos del *oil pulling* sobre la placa y la gingivitis, y controlar su seguridad para los dientes y las encías. Es un estudio importante porque establece una relación directa entre los enjuagues con aceite y las enfermedades sistémicas. Si el *oil pulling* afecta de algún modo a la reducción de la cantidad de microorganismos que entran en el cuerpo, antes tiene que poder reducir la cantidad de bacterias de la boca y causar un efecto positivo en problemas bucales como la placa dental y la gingivitis. Si no es así, el *oil pulling* no sirve de nada. Pero si produce ese efecto, es una prueba directa de que esta terapia puede afectar a estados sistémicos provocados por infecciones bucales.

En el estudio participaron 10 sujetos de entre diecinueve y veintiún años, estudiantes universitarios de fisioterapia. Fue un estudio ciego a cuyos sujetos, para evitar posibles sesgos, no se les dijo cuál era la finalidad de la investigación. Todos ellos padecían gingivitis y acumulación de placa en un grado entre suave y moderado, no sufrían ninguna enfermedad sistémica y no tomaban ningún medicamento. Se les pidió que siguieran con la higiene bucal a la que estaban acostumbrados y que, además, se hicieran enjuagues con aceite, cosa que realizaron todas las mañanas durante cuarenta y cinco días. A lo largo del estudio se evaluaron periódicamente los niveles de placa y la gravedad de la gingivitis.

A los sujetos se les indicó que usaran entre 10 y 15 ml (entre 2 y 3 cucharaditas) de aceite de girasol refinado. Tenían que ponerlo en la boca y removerlo con fuerza por los dientes entre 8 y 10 minutos antes de tirarlo.

Al cabo de los cuarenta y cinco días, no se observó ninguna reacción adversa de los dientes ni los tejidos blandos de la boca, lo cual indicaba que el procedimiento no provocaba daño físico. Era de esperar que así fuera, pero el estudio lo confirmó. Se redujo significativamente la formación de placa, en especial durante la segunda mitad del estudio, signo de que cuanto más se prolonga el tratamiento, mejores son los resultados. También se redujo de forma importante en todos los sujetos la gingivitis, que disminuyó en un 50%. Los investigadores calificaron los cambios de «muy» importantes y afirmaron que el estudio «demostraba» que el *oil pulling* producía beneficios dentales.

Está demostrado que los elixires bucales reducen la placa dental entre un 20 y un 26%, y la gingivitis, un 13%. El cepillado de los dientes reduce la placa entre un 11 y un 27%, y la gingivitis, entre un 8 y un 23%.[2] Los enjuagues con aceite superan a ambos. Datos de este estudio demuestran que el *oil pulling* disminuye la placa entre un 18 y un 30%, y la gingivitis, entre nada menos que un 52 y un 60%. La reducción de la placa gracias al *oil pulling* es solo ligeramente mejor que la que se consigue con el lavado de la boca con elixires antisépticos y el cepillado, pero la de la gingivitis es entre dos y siete veces superior. Así pues, los enjuagues con aceite superan de forma significativa al cepillo de dientes y a los elixires como método de limpieza bucal.

Reducción de la placa dental y la gingivitis con diferentes tratamientos (%)		
Tratamiento	Placa dental	Gingivitis
Cepillado de los dientes	11-27	8-23
Lavado de la boca con antisépticos	20-26	13
Oil pulling	18-30	52-60

Es verdad que el *oil pulling* puede reducir significativamente la placa y la gingivitis, pero los autores advierten de que no se debe emplear en sustitución del cepillado de los dientes, sino que constituye un eficaz complemento de la higiene bucal diaria.

Otros estudios publicados

Como cabría esperar, donde más se investiga sobre el *oil pulling* es en la India, donde el tratamiento se ha hecho excepcionalmente popular. Otros estudios de organismos de investigación de este país confirman los resultados del estudio del Instituto KLES.

Para rebajar la placa y la gingivitis, hay que reducir las bacterias que las provocan. Este era el objetivo de los siguientes estudios. Investigadores del Ammal Dental College de

Chennai, en la India, se propusieron determinar el efecto del *oil pulling* en el *S. mutans*, la bacteria principal responsable de la placa dental y las caries. Se instruyó a diez sujetos para que realizaran los enjuagues con aceite durante diez minutos todos los días antes de cepillarse la boca. Al cabo de veinticuatro horas, cuarenta y ocho horas, una semana y dos semanas, se midieron las poblaciones de *S. mutans* en la placa dental y la saliva.

Los investigadores descubrieron que el *oil pulling* afectaba de forma importante a esas poblaciones. Informaron: «En este estudio se produjo una reducción definitiva de la cantidad de *S. mutans* en la placa y la saliva después de seguir la terapia del *oil pulling*», y señalaron que este era un buen método para mantener la higiene bucal.[3]

Los autores del estudio admitían que no sabían cómo funcionaban exactamente los enjuagues con aceite, pero apuntaban la posibilidad de que la viscosidad del aceite inhibiera la adhesión bacteriana y la formación de la placa, o de que la mezcla emulsionada de aceite y saliva actuara como un detergente y eliminara las bacterias, de forma muy similar a como lo hacen el jabón y el agua al lavarse las manos.

Investigadores del V.H.N.S.N. College de Virudhunagar, en la India, realizaron un estudio similar. En él se determinó el efecto del *oil pulling* en la reducción del *S. mutans* y el *L. acidophilus*. Se eligieron 10 sujetos con caries dentales activas. Se les midieron las poblaciones bacterianas antes y después del *oil pulling*. Tras cuarenta días de aplicación diaria de la terapia una vez al día, la cantidad total de bacterias de los participantes se había reducido hasta un 33%.

Los autores concluyeron que el *oil pulling* era «eficaz para reducir el crecimiento y la adhesión bacterianos»[4]. También ellos lo recomendaban como método útil para mantener la higiene bucal.

Otro estudio, realizado en el Meenakshi Ammal Dental College, evaluó los efectos del *oil pulling* en las poblaciones de *S. mutans* de la placa dental y la saliva de 20 adolescentes.[5] Al igual que en los estudios anteriores, los investigadores concluyeron que «después de seguir la terapia del *oil pulling*, se produce una clara reducción de la cantidad de *S. mutans* en la placa y la saliva». No sabían exactamente cómo se conseguía, pero postulaban que probablemente el aceite inhibe la adhesión bacteriana y la coagregación de la placa. También apuntaban a otro mecanismo: la saponificación o proceso de «fabricación de jabón» que se produce como consecuencia de la hidrolisis alcalina de la grasa. Cuando los elementos alcalinos de la saliva, como el bicarbonato, actúan sobre el aceite, se inicia el proceso de producción de jabón. Los jabones son buenos agentes limpiadores porque son emulsionantes activos. La emulsión es el proceso por el que grasas insolubles como el aceite vegetal se pueden descomponer en gotas diminutas que se mezclan con el agua. El proceso de emulsión mejora mucho el área superficial del aceite, con lo que aumenta su acción limpiadora.

La popularidad del *oil pulling* no deja de crecer, por lo que cabe esperar que aparezcan más estudios en publicaciones médicas y dentales de todo el mundo. No hay duda de que estos estudios aportarán más pruebas de su eficacia para prevenir y tratar infecciones bucales y sistémicas.

HISTORIAS DE ÉXITO

Tal vez la prueba más convincente y estimulante de la eficacia del *oil pulling* sean los testimonios personales de cientos de individuos que lo han practicado. Una terapia no es buena si no produce resultados; los enjuagues con aceite los producen. Los más rápidos y evidentes son mejorías en la salud bucal: dientes más blancos, aliento más fresco, encías más sonrosadas y menos sangrado. Con la mejoría de las condiciones sistémicas se reducen o desaparecen las infecciones orales. Los siguientes testimonios ilustran algunos de los muchos milagros del *oil pulling* (OP).[*]

Salud bucal

Decidí probar el *oil pulling* el sábado pasado como alternativa a un antibiótico. Tengo una infección en la mandíbula y una corona que me colocaron el año pasado me está dando muchos problemas. Parecía una ardilla y me dolía mucho. Hice dos veces los enjuagues el sábado, tres veces el domingo y después tres veces todos los días. El lunes por la mañana, la mandíbula tenía un aspecto normal y, por primera vez en meses, podía masticar por este lado de la boca. Todavía tengo hinchazón, pero ya no me duele. No sé si hace todo lo que se dice que hace, pero sí sé que me quitó la infección.

THERESA

He observado que tengo los dientes mucho más blancos, y la lengua de un sano color rosado que nunca había visto. Tengo la sensación de que incluso digiero mejor la comida. No

---

[*]. Todos estos testimonios se pueden encontrar en la página www.earthclinic. com, en la sección sobre *oil pulling*.

quisiera entrar en detalles, pero después del OP las evacua-
ciones por la mañana son normales, y también por la noche,
justo antes de acostarme. Solo hago los enjuagues por la mañana, veinte minutos, en ayunas.

C. W.

Sentí un alivio inmediato de una herida que un mal dentista
me provocó en un diente. No puedo explicar cómo funciona, pero también duermo mejor. Primero usaba aceite de
oliva virgen extra, y después aceite de semilla de sésamo.
Cuando hice los enjuagues por primera vez, cesó el dolor
del diente. Sentía en la boca un desagradable sabor metálico, y por esto sabía que me iba sacando las toxinas. Los dos
primeros días también me sentía muy débil y agotada, pero
después, todo lo contrario: me sentía con mucha fuerza.

SORENNA

Llevo más o menos un mes haciendo *oil pulling* con aceite de
nuez prensado en frío. Fui al dentista para la revisión y la limpieza de boca, una visita que hago cada seis meses. Tanto el
higienista como el dentista comentaron el excelente estado
en que estaban las encías. El dentista dijo: «No sé qué hace
usted, pero funciona». Anteriormente había tenido problemas de sangrado; ha desaparecido.

PEGGY

Estuve dos años sin poder masticar por el lado derecho de la
boca porque me dolían los dientes y tenía una gran sensibilidad al calor, el frío, el azúcar, etc. Estaba convencida de que
tendrían que hacerme otra endodoncia. Al segundo día de

oil pulling, noté que esa sensibilidad de la parte derecha de la boca había desaparecido. A partir del tercero, con cuidado, podía masticar por este lado. Hoy, después de tres semanas, mastico por el lado derecho igual que por el izquierdo: sin dolor ni sensibilidad. Y he observado que los dientes están más seguros y ya no me los siento flojos.

PAIGE

Llevo un mes haciendo *oil pulling* dos veces al día y observo una gran mejoría en las encías. Me han hecho dos endodoncias, y en la última visita al dentista querían hacerme una tercera para corregir las dos anteriores. No hace falta decir que me dolían mucho las encías, y me salió un absceso que me martirizaba. Se me inflamó la mandíbula, y parecía una ardilla. El dolor era permanente. Empecé a hacerme enjuagues con aceite de girasol, y al tercer día noté que el dolor había disminuido. A los siete días, no sentía dolor y el absceso había desaparecido. Se me acabó el aceite de girasol, y ahora utilizo aceite de coco virgen extra. Tengo las encías de un sano color rosado, y su recesión se ha detenido. Tenía un diente flojo que había que extraer, pero la encía a su alrededor se ha endurecido, y ya no se mueve. Me noto la piel más suave, y no sufro ya aquel constante dolor de oídos.

DIANE

Infecciones

Probé el *oil pulling* por primera vez esta mañana y su efecto en la candidiasis de mi boca ha sido increíble. No solo eso, sino que las encías han dejado de sangrar casi por completo. Lo había intentado con todo tipo de medicamentos para la candidiasis, pero no hacían sino empeorarla y los médicos no sabían muy bien qué hacer. Una sesión de enjuagues (para empezar solo los hice durante cinco minutos) ha acabado con la mayor parte de la candidiasis, de la que solo me queda un poco en la parte posterior de la lengua. Es realmente extraordinario.

PAUL

Hará unos ocho meses, me dolía mucho la muela del juicio; apenas podía hablar, y mucho menos comer. El dentista me decía que fuera al cirujano para que me la extrajera, y el cirujano me decía que fuera al dentista porque la muela no asomaba lo suficiente para poder arrancarla. Después de dos semanas de una situación tan ridícula, un amigo me habló del *oil pulling*. A los cuatro días de hacerlo empecé a notar los resultados. No me dolían tanto los dientes, y me los notaba más limpios. Desde entonces no he ido al dentista, ni a ningún otro médico. Ni siquiera me he resfriado este año. Con el cambio del tiempo, cada pocos meses me resfriaba, tenía fiebre o padecía algún tipo de infección sinusal, pero este año no. Hace dos semanas se me irritó la garganta, pero solo duró dos días, y ya estoy mejor. Tengo la cara más luminosa y también me siento con más fuerza. Se lo recomiendo a todos, tengan problemas o no. Es algo increíble. Hoy me siento mejor de salud que hace cinco años.

JENNY

Desde pequeña tuve el virus del herpes simple, y me salían herpes y úlceras labiales con frecuencia. Hoy, en cuanto me noto alguno en la lengua, por la mañana ha desaparecido.

El otro día, vi que me asomaba por el extremo de la boca el herpes más diminuto que jamás había visto. Le seguí la evolución, y en tres días había desaparecido por completo. Si no se tratan, las úlceras se multiplican, y tardan unas dos semanas en curarse.

PAIGE

Alergias y asma

El año pasado, falté al trabajo dos semanas debido a las alergias [...] Empecé el *oil pulling* y realmente notaba que las toxinas desaparecían de mi cuerpo a través de las membranas mucosas, etc. Al cabo de quince días, las alergias se me habían curado, y hoy me siento perfectamente.

MARK

Padecía alergia y asma desde los once años, cuando tuve la regla por primera vez [...] Era grave. Duraba tres o cuatro días todos los meses. Durante cuarenta y cinco años, probé todo tipo de tratamientos, pero sin ningún resultado: me pasaba la vida tomando medicinas, pero no me curaba [...] Dos meses después de hacer *oil pulling*, todos mis problemas de salud se agudizaron un poco; pensé que era la reacción que provocaba la curación y me consolaba la esperanza de que, después de aquello, me curaría por completo. Aquellas reacciones duraron unos dos meses. Hoy, después de nueve meses de enjuagues con aceite, gozo de excelente salud. El asma ha desaparecido, no me duelen las articulaciones, no tengo manchas ni decoloración en la piel —que, al contrario, ha adquirido un brillo nuevo—, mi digestión ha mejorado y puedo comer de todo sin miedo a las alergias.

V. L.

Hasta hace dos semanas, usaba el inhalador unas dos veces al día. Luego empecé el *oil pulling*. Cada uno que saque las conclusiones que quiera, pero lo único que puedo decir es que ya al día siguiente dejé de utilizar el inhalador. No experimenté una expulsión inmediata de mucosidades. Pero lo que sí sentí fue una progresiva expectoración y eliminación de los esputos a lo largo de todo el día. Otra cosa que he notado al menos dos veces es lo que ocurre cuando se me carga el pecho. Normalmente, cuando me pasa esto, la situación se mantiene y va empeorando, hasta que tomo el inhalador. Lo que ahora observo es que cuando se me carga el pecho, paso unas dos o tres horas en las que poco a poco voy expectorando los mocos, hasta que el pecho se me aclara de nuevo. NUNCA había sentido que el pecho se me limpiara solo una vez que se cargaba. SIEMPRE tenía que tomar algún medicamento para aliviar la situación. Durante este tiempo, casi siempre tenía la nariz congestionada. Hasta que empecé con el *oil pulling*. Debo concluir necesariamente que la mejoría se debe a esta técnica.

DAN

Las cavidades nasales

No podía dormir al aire libre ni con el ventilador en marcha, porque se me congestionaba la nariz. Otro martirio eran los baños con agua fría. Después de practicar el *oil pulling*, puedo dormir debajo mismo del ventilador a toda marcha sin que me moleste lo más mínimo. Los ataques ocasionales de asma y eosinofilia han desaparecido por completo. Tampoco siento el dolor en la rodilla izquierda y el tobillo derecho que sufrí durante tres o cuatro años. Tenía en el cráneo una pequeña erupción desde hacía cinco años, y también ha desaparecido, como lo han hecho milagrosamente unas hemorroides que me martirizaban desde hacía veinte años.

T. R.

Llevo doce días haciendo *oil pulling* y diez tomando aceite de coco. Estoy asombrada por los resultados. Al segundo día de los enjuagues, mis cavidades nasales empezaron a drenar (no sabía que estaban congestionadas), y dos días después, mis pulmones comenzaron a expeler mucosidades. También observé que dormía mucho mejor y que tenía mucha más energía. La boca y los dientes estaban perfectos, evidentemente. Tomo aceite de coco tres veces al día. Es realmente increíble.

VALERIE

Empecé con el *oil pulling* hace dos semanas. Los resultados son sorprendentes. Se me ha descongestionado por completo la nariz, después de muchos mocos y esputos durante los primeros días. Los medicamentos que tomaba para la congestión nasal son cosa del pasado. Tengo los dientes más brillantes y ya no me sangran las encías cuando me cepillo la boca.

SYLVIA

Ya no se me oye respirar con dificultad cuando estoy tumbada. También parece que duermo mejor [...] No me siento los pulmones congestionados, ni tengo ataques de tos cuando intento expulsar las mucosidades. Hace dieciocho años dejé de fumar, después de veinte de fumadora empedernida, un hábito que probablemente fue el origen de mis problemas pulmonares.

PAIGE

La digestión

Tengo ochenta y dos años. Padezco estreñimiento y hemorroides desde hace veinte. Recurrí a muchos médicos, tomé muchos medicamentos, pero el alivio siempre era pasajero. A las dos semanas de enjuagarme la boca con aceite, empecé a notar alivio. No sentía dolor al moverme. La inflamación y las hemorroides disminuyeron. Empecé a deponer sin esfuerzo. Duermo plácidamente por la noche. La indigestión y la falta de apetito han desaparecido. Con solo el *oil pulling* se han acabado años de sufrimiento.

N. R.

Había sufrido recientemente un fallo ventricular izquierdo. Al cabo de quince días de empezar con el *oil pulling*, noté un cambio en mi estado de salud, y así lo reflejó el electrocardiograma. Llevaba treinta años con una úlcera duodenal, y milagrosamente el OP me ha aliviado y he dejado de tomar antiácidos. Hacía unos cuantos años que sufría una hiperplasia benigna de próstata, y después de los enjuagues orino con mucha menos frecuencia. También han desaparecido otras dolencias menores, como estomatitis (inflamación de la membrana mucosa de la boca), glositis (inflamación de la lengua), picazón en el pecho y el cuello, y decoloración de la piel. Después del OP, observé que las palmas de la mano recuperaban el brillo y estaban bien regadas por la sangre. Me hice la prueba de la hemoglobina. Me sorprendió que el nivel de esta en mi sangre había subido de 11 a 12,4 gramos en dos meses.

DR. RANGA RAO (CIRUJANO)

Diabetes/azúcar en sangre

Peso 90 k, mido 160 cm, tengo los pies ligeramente girados, y al andar se me hinchaban, se infectaban y supuraban. Con el OP y paseos diarios, adquirí fuerza y pude subir las escaleras sin mayor dificultad. El OP también me redujo gradualmente el azúcar y me curó la diabetes. La piel adquirió un color más claro y brillante, y las manchas que tenía por todo el cuerpo desaparecieron. Mi cuerpo se vigorizó y mis dientes se reforzaron; las encías recuperaron un aspecto sano, el pelo se me oscureció y dejaron de aparecer canas.

A. U.

A la avanzada edad de setenta y cuatro años, no hay razón para esperar resultados milagrosos de ningún tipo de terapia. Sin embargo, debo decir que lo que he experimentado con el OP es casi un milagro y completamente increíble. Llevaba trece años con problemas de azúcar. Hoy, sin tomar ningún medicamento, tengo normal el nivel de azúcar en sangre. He dejado todas las medicinas, incluidas vitaminas, enzimas, etc.

S. B.

Dolor de articulaciones/artritis

Hace diez años que la artritis me provoca dolor en las rodillas y en la zona lumbar. He probado diversos medicamentos alopáticos, que me alivian temporalmente el dolor. Empecé a hacer OP [...] y observé que se producían cambios milagrosos. En cinco días desapareció por completo el dolor de las rodillas y de la espalda. Es sencillamente increíble.

S. J. G.

Lo probé ayer y me impresionaron los resultados inmediatos. Padezco una lesión de rodilla debida a mi modo de vida y, como ya no soy joven, no me recupero fácilmente. Hace semanas que me duele. Pero con los primeros enjuagues, ayer, noté resultados inmediatos. Sentí que cesaba el dolor de la rodilla, y pude sentarme en cuclillas sin problema. Soy una persona escéptica, por lo que buscaba la forma de atribuir la mejor flexibilidad de la rodilla a otras causas. Pero cuando, por la noche, mi madre probó el OP (ella padece artritis), también dijo que se sentía mucho mejor de las articulaciones.

MAYA

Tengo setenta y un años, y sufro dolor de cuello desde los doce. Hace treinta y un años que duermo sin almohada. La primera semana (después de hacer OP) dejó de dolerme el cuello y dormí con almohada, y a la segunda semana dejé las cataplasmas, después de cuarenta años de usarlas.

A. R.

Llevo unos dos meses con el OP, y lo mejor que he notado es que ha desaparecido por completo el dolor que sentía en las dos rodillas. Cuando me levanto después de haber estado sentado un rato, ya no me duelen los pies. Se lo recomendé a uno de mis empleados al que le dolían mucho las piernas. Al cabo de pocos días, me dijo que se sentía mucho mejor. Voy a seguir. Hago los enjuagues con aceite mientras me ducho y sigo con las rutinas de la mañana. Tengo la piel mucho más clara.

DEBBIE

Me dolía la espalda desde hacía diez años, había seguido diversos tratamientos, incluso me habían aplicado tracción durante bastante tiempo, pero no observé ninguna mejoría. Nunca me acostaba sin tomar antes algún medicamento, como Brufen, Voveran y otros, todos los días [...] Empecé a hacer OP con aceite de girasol refinado, y al cabo de quince días comencé a sentirme mejor, y a los tres meses me había disminuido mucho el dolor. Hace ahora seis meses que hago OP, y el dolor ha disminuido en un 90%. Con el de espalda, también ha desaparecido el de cuello y axilas. No tomo ningún medicamento para el dolor de espalda.

DR. V. PRABHAKAR

La piel

Hago OP con aceite virgen de coco todas las mañanas. Tengo los dientes más blancos, las encías más fuertes y la piel de la cara más suave; además, se me ha reducido el acné y, lo más sorprendente, me ha desaparecido una mancha que tenía en el brazo desde que era pequeño: veinte años ahí, y en tres semanas se fue. Creo firmemente en el OP.

S. H.

Desde que hago los enjuagues con aceite no me salen erupciones en la cara. Es increíble. Tengo la cara con un aspecto realmente bueno. Me basta para seguir con la terapia. También me dicen que tengo los dientes más blancos. Me encanta.

J. L.

Tengo setenta y nueve años y soy profesor jubilado [...] Empecé con el OP para sentirme bien, y lo llevo haciendo una vez al día [...] Tenía un eccema en el pie izquierdo desde hacía treinta años. No hubo tratamiento que me lo quitara. Y otro en el dedo índice de la mano derecha, desde hacía diez años. Llevaba unos años con cierto dolor en la zona lumbar. Se llama espondilitis. Llevo un año y ocho meses haciéndome enjuagues con aceite. El dolor de espalda ha desaparecido por completo. También se me ha curado el eccema del dedo índice, y la piel es ahora normal. El del pie izquierdo se está curando, aunque aún me pica un poco. Estoy seguro de que también va a desaparecer. La curación es sorprendente.

C. V. R

Hace tres meses que empecé con el OP para ver qué podía conseguir. Enseguida observé que tenía los dientes más blancos. Al cabo de una semana, tenía la lengua y las encías de un color más sonrosado, y un aspecto general más sano. Cuantos más enjuagues hacía, más iba desapareciendo esa capa blanquecina que me cubría la lengua desde hacía mucho tiempo. Se me relajaron las articulaciones, hasta el punto de que ya no tengo que tomar glucosamina ni usar el masajeador de pies para aliviar el agarrotamiento. Empezaba a andar como una viejecita, y fue fantástico ver que dejaba de hacerlo.

Toda la piel se me reblandeció y se hizo más suave. Hacía muchos años que padecía una dolencia en la piel —queratosis pilaris—, con pequeños bultos en la parte superior de los brazos y las mejillas. Se redujeron en un 99%, y puedo llevar de nuevo prendas de manga corta sin sentir vergüenza.

Hice un viaje para visitar a mi hermana. Estuve tres semanas, y reduje los enjuagues a solo diez minutos todas las mañanas para poder empezar a charlar en cuanto nos levantábamos. Comenzaron a aparecer los bultos otra vez. Volví al régimen de veinte minutos, y de nuevo disminuyeron. Para mí, era una prueba concluyente de que el mejor estado de la piel se debía a los enjuagues con aceite.

K. P.

Sueño, energía y pérdida de peso

Es el cuarto día que hago OP. He notado que tengo la boca más limpia que nunca y que los dientes están adquiriendo un color más blanco. Duermo mejor y, gracias a ello, por la mañana me siento con más energía.

H. D.

Desde que empecé con el OP, he observado un mejor metabolismo y unos dientes más fuertes y he perdido seis kilos. Me siento mucho más fuerte, y parece que los dientes están tomando un color más blanco. Tengo la mente más despejada. Lo mejor ha sido perder peso.

ARLENE

Probé primero con aceite de sésamo y después de girasol, hasta que alguien me habló del de coco virgen, y es el que más me gusta. Mido 1,60 y me suelo mantener en los 65 kilos, pero en los últimos pocos meses he perdido casi cinco.

PEGGY

Lo llevo haciendo una semana, antes de desayunar. Al pesarme esta mañana vi que en estos días he perdido un kilo y medio. Tengo sobrepeso, así que me va muy bien.

VERA

Llevaba tres meses con una infección de las cavidades nasales y tomando Dayquil todos los días. Después de una sola sesión de OP, las cavidades empezaron a drenar. No tuve que esperar. Dejé la medicación ese mismo día, seguí con el OP, y no dejaban de salir las mucosidades. Estoy asombrado. También tengo los dientes, las encías y la lengua más limpios que nunca. Un par de cosas que no esperaba: tengo muchísima más fuerza, incluso por la mañana (hace más de veinte años que no me sentía así, y sin necesidad de cafeína). Tampoco ansío el café, el azúcar ni la sal. Duermo muy bien y no necesito muchas horas para descansar perfectamente. Tengo la piel suave como la de un bebé. Tenía adicción a las bebidas energéticas, me tomaba como mínimo tres al día, pero desde que hago OP las he dejado.

ANGEL

Las hormonas

Cuando tengo la regla, normalmente me aparecía acné en las mejillas y la barbilla, debido a los cambios hormonales. Pero desde que estoy haciendo OP, ha desaparecido. No lo voy a dejar, de ninguna manera.

N. K.

Al principio el OP me parecía algo raro, pero un amigo médico me mandó un correo y me dijo que empezara a hacerme enjuagues con aceite, y enseguida pensé que lo tenía que probar. Comencé con el OP y no tengo intención de dejarlo nunca. Me ha ayudado a dormir, estoy de mejor humor, me ha reducido la ansiedad, la mente me funciona mucho mejor, y más.

ELLEN

Llevo un mes con el OP. Leí que ayuda con los problemas hormonales, pero no imaginé que fuera a quitarme los calambres. Pero después de un mes de enjuagues, los calambres menstruales y otros problemas relacionados con el síndrome premenstrual casi han dejado de existir. Por primera vez en muchos años, pude pasar el primer día de la regla como cualquier otro día normal, y no retorciéndome de dolor. Y también se me ha aclarado la piel. Mi hermana empezó con el OP, y al cabo de una semana notó los mismos resultados. Se acabaron los calambres.

TAYLOR

Llevo algo más de dos meses haciendo OP. Estos son algunos de los resultados: los calambres han desaparecido casi por completo. Vivía pendiente del ibuprofeno, y ahora apenas lo tomo. La hinchazón: ya no existe. Gases: casi se han ido del todo. Cansancio por las mañanas: se acabó. El *oil pulling* es de lo más asombroso. Ojalá lo conociera todo el mundo.

ALICE

Sufría de unos periodos muy irregulares. Solía tener la regla una vez cada dos o tres meses. Tenía las hormonas completamente descontroladas. Estaba desequilibrada. Después de un mes de OP, los periodos se distanciaron unas seis semanas. Para mí era algo inaudito en muchos años. Al mes siguiente, la regla me bajó exactamente a los veintiocho días. Y desde entonces, llevo cuatro meses con los periodos regulares, y son claros, sin los coágulos oscuros de antes.

LARA

Jaquecas

Hace años que padezco jaquecas. Algunas me duraban todo el día. Nada me aliviaba. Cuando se acababa una, llegaba su maldita hermana. Pues bien, en diez minutos los enjuagues con aceite han acabado con ellas.

E. A.

Fibromialgia

Lo probé e hizo maravillas con el dolor de la fibromialgia. Usaba la cantidad recomendada de dos cucharaditas; removía el aceite por toda la boca durante quince minutos, lo tiraba, me cepillaba los dientes y me tomaba dos vasos de agua. Sufro de disfunción temporomandibular, y no pensaba que pudiera hacer todo eso durante quince minutos, por el dolor de mandíbulas, pero al cabo de dos minutos y medio, el dolor desaparecía. Antes de que terminaran los quince minutos, se acababan la rigidez y el dolor musculares. Padezco fibromialgia desde 1991, y de todo lo que he probado, el OP es lo único que me alivió de inmediato.

WILLIA

Otras dolencias

Llevo dos meses haciendo enjuagues con aceite una o dos veces al día. He notado algunos resultados positivos: al usar el hilo dental, las encías ya no me sangran. Me siento los dientes mucho más sujetos a las encías, y tienen un color más blanco. Al cabo de un mes, la piel del cuello y el pecho ha ganado suavidad y elasticidad (se acabó la piel de gallina). Tengo varias verrugas, y se están encogiendo. Los codos están más relajados. Por las mañanas, tengo mucho mejor aliento. Ha disminuido la necesidad de cafeína. Tengo mejor movilidad de las articulaciones. Hace veinticinco años me pillé una uña con la puerta del coche; nunca volvió a crecer de forma normal, pero ahora ha recuperado casi por completo su forma. Después de un mes de enjuagues regulares, se ha acabado la caspa.

ANNETTE

Capítulo 6

CÓMO HACER EL OIL PULLING

Se supone que los dientes han de durar toda la vida, y así es si se los cuida debidamente. Desde la infancia se nos ha hablado de la importancia de la higiene bucal, y nos han enseñado a cepillarnos los dientes y pasarnos el hilo dental todos los días. Sin embargo, la mayoría nunca imaginamos lo decisiva que era la higiene bucal para la salud de todo el cuerpo. A pesar del cepillo, el hilo dental y las visitas regulares al dentista, nuestra salud bucal sigue siendo en general pobre. Sí, es posible que tengamos una sonrisa radiante, con unos dientes blancos y bien alineados, pero las apariencias engañan. Con todas las maravillas de la odontología actual, la boca podrá parecer sana, pero detrás de esos dientes nacarados puede acechar un vertedero tóxico.

La enfermedad de las encías y las caries son mucho más prevalentes de lo que la mayoría pensamos. En Estados Unidos, las estadísticas revelan que, hacia los diecisiete años, alrededor del 60% de las personas tiene unos primeros signos de enfermedad de las encías, y a los cincuenta, hasta el 80% de la población está afectada por esta dolencia, en la mitad de los casos en su forma más grave. En todo el mundo la padece el 90% de la población. En la mayoría de las personas, la salud dental es tan pobre que, a los sesenta y cinco años, una de cada tres ha perdido *todos* los dientes. Cuando llegues a los sesenta y cinco, ¿cuántos dientes te quedarán en la boca? Por mucho que los cuides o por muy buen aspecto que hoy puedan tener, lo más probable es que padezcas un grado u otro de enfermedad de las encías o de caries.

No es necesario tener una endodoncia ni un absceso para que la infección se extienda a otras partes del cuerpo. Basta cualquier tipo de tratamiento dental, incluido el cepillado de los dientes, para que las bacterias de la boca se propaguen.[1] Cuando las encías se inflaman, sangran con facilidad. Incluso las cerdas del cepillo más fino pueden rasgar diminutos vasos sanguíneos de las encías, dejando así abierta la puerta para que las bacterias entren en la sangre.

Los métodos de higiene bucal tradicionales han demostrado ser inadecuados, y la prueba es la alta incidencia de la enfermedad de las encías (90%) y la cada vez mayor de las enfermedades sistémicas relacionadas con la boca (cardiopatías, artritis, asma, etc.). El *oil pulling* es una excelente forma de reducir las poblaciones microbianas y mejorar la salud bucal y sistémica.

EL *OIL PULLING* PASO A PASO

El *oil pulling* es muy sencillo. Todo lo que tienes que hacer es tomar una cucharada de aceite vegetal y enjuagarte la boca con él. Te recomiendo el aceite de coco licuado. Toma una o dos cucharaditas de aceite (una cucharadita = 5 ml). La cantidad dependerá de lo que te sea cómodo. Para muchas personas, tres cucharaditas es demasiado; dos suele ser lo habitual. No debes tomar en exceso, porque has de dejar espacio para la secreción de saliva.

Con la boca cerrada, mueve el aceite por toda ella; succiona, empuja y tira del aceite por entre los dientes y por toda la superficie de la boca. Debes estar relajado, pero sin dejar de mover el aceite constantemente, entre quince y veinte minutos. Puede parecer mucho tiempo pero, si a la vez haces otras cosas, no te lo parecerá tanto. Todo indica que cuanto más se prolonga el enjuague, mayor es su eficacia. Algunas personas han observado que si lo hacen durante veinte minutos desaparecen determinados problemas de salud, pero si reducen el tiempo a menos de diez minutos, los problemas pueden volver.

No hagas gárgaras con el aceite, porque podrían hacer que te tragaras parte de él, te atragantaras y tuvieras que escupirlo todo. Incluso te podría provocar vómitos.

No te tragues el aceite. Está lleno de bacterias y toxinas. No debe ir al estómago. Si engulles un poco sin darte cuenta, no te preocupes —no te va a matar— pero, si es posible, evítalo. Mientras chasqueas el aceite, la boca segrega saliva, que se mezcla con él y casi lo emulsiona, con lo que la mezcla adquiere un color blanco lechoso. Si el aceite no se vuelve de este color, significa que no lo has «trabajado» lo suficiente en la boca. Lo normal es que basten unos minutos de enjuagues con fuerza para que el aceite cambie de color.

A veces, mientras haces *oil pulling* se te pueden formar mucosidades en la parte posterior de la lengua. Evita atragantarte. Si es necesario, escupe el aceite y aclárate la garganta. Ponte otra cucharada de aceite en la boca y sigue. No tienes que empezar desde el principio, sino continuar hasta completar los veinte minutos.

La saliva te irá llenando la boca, y es posible que no te quede espacio en ella antes de que puedas parar. Puedes escupirlo todo y tomar otra cucharada de aceite, o solo una parte y continuar con el que te quede. En ambos casos, has de mantener el aceite entre quince y veinte minutos en la boca. Algunas personas necesitan escupir un poco una vez, incluso dos, antes de terminar los veinte minutos. No pasa nada.

Escupe el aceite en la basura o una bolsa de plástico. Te recomiendo que no lo hagas en el lavabo ni el inodoro, porque a la larga podría atascarlos. Después de escupir, enjuágate bien con agua para eliminar lo que pueda quedar de aceite. Seguramente sentirás sequedad de boca y garganta. Bebe un poco de agua.

Puedes hacer los enjuagues a cualquier hora del día. Lo habitual es realizarlos al menos una vez por la mañana antes de desayunar. Hay que hacerlos con el estómago vacío, sobre todo al principio. A algunas personas les cuesta mantener el aceite en la boca porque les incomodan el sabor o la textura. Los enjuagues les pueden provocar náuseas y hasta vómitos, de ahí que haya que hacerlos con el estómago vacío. Pasados unos días, te acostumbrarás al aceite, y ya no te molestará.

Lo más recomendable es hacer el *oil pulling* antes de las comidas o con el estómago vacío (al menos tres o cuatro horas después de comer). Es importante que actúes así si estás empezando. Cuando te hayas familiarizado con los enjuagues y te sientas cómodo con ellos, los puedes hacer a cualquier hora, aunque sea después de comer. Si no son recomendables transcurridas pocas horas después de comer es porque, con el estómago lleno, es más probable que provoquen náuseas. Otra razón es que la población bacteriana de la boca está en su mayor nivel justo antes de comer, y en el más bajo después de hacerlo. Al comer, con los alimentos nos tragamos la mayor parte de las bacterias. Si haces los enjuagues antes de comer, las eliminas de la boca.

Puedes tomar un poco de agua antes del *oil pulling*. Es recomendable que lo hagas si tienes la boca seca o te sientes deshidratado. El cuerpo ha de estar debidamente hidratado para que produzca saliva, que es necesaria para el proceso del *oil pulling*. La saliva combate las bacterias, ayuda a eliminarlas y equilibra el pH.

En resumen, estos son los pasos:

- Empieza con el estómago vacío, y antes de los enjuagues toma un poco de agua.
- Ponte entre dos y tres cucharaditas de aceite de coco líquido en la boca.
- Succiona, empuja y tira del aceite por entre los dientes y las encías.
- La solución adquirirá un color blanco lechoso.
- Mueve el aceite por la boca sin parar entre quince y veinte minutos.
- Tira el aceite a la basura.
- Enjuágate la boca y bebe un poco de agua.
- Sigue todo el proceso al menos una vez al día.

Acostúmbrate a hacer el *oil pulling* todos los días a la misma hora; lo habitual es por la mañana al levantarse o antes de desayunar. Mientras realizas los enjuagues puedes hacer otras cosas para aprovechar el tiempo: ducharte, afeitarte, maquillarte, vestirte, preparar el desayuno, leer el periódico, etc.

Si tienes una infección activa en la boca o algún otro problema de salud grave, puedes hacer los enjuagues dos, tres o más veces al día para acelerar el proceso de curación. El mejor momento es justo antes de las comidas, porque así no te vas a olvidar.

Si al principio te desagrada el sabor, puedes añadirle unas gotas de canela o menta, que también te ayudarán a refrescar la boca. Una vez que te sientas cómodo con el *oil pulling*, si quieres puedes dejar de aromatizar el aceite.

Es posible que al principio te cueste moverlo continuamente durante veinte minutos. Cuando yo empecé con la terapia, algunas veces se me caía. La mucosidad que se me acumulaba en la parte posterior de la boca, la tos o los estornudos me obligaban a expelerlo de forma abrupta, sin tener tiempo de buscar el cubo de la basura. Puede ser un desastre. Aprendí a tener cerca algo donde pudiera tirar el aceite por si tenía que escupir a toda prisa. Ahora ya estoy más acostumbrado a tener aceite en la boca y a la vez aclarar la garganta, toser o estornudar sin tener que soltarlo.

Hasta los niños de cinco años pueden hacer *oil pulling*. Dependiendo de la edad, se les pueden dar entre una y dos cucharaditas, o las que les sean más cómodas. Tres o cuatro minutos de enjuagues pueden ser suficientes para los niños, porque no son capaces de retenerlo más tiempo. Los aceites aromatizados les pueden resultar más cómodos. Hay

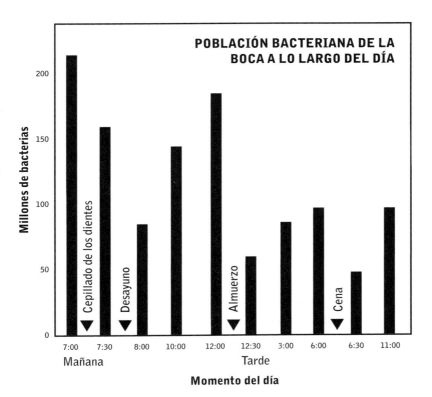

**POBLACIÓN BACTERIANA DE LA
BOCA A LO LARGO DEL DÍA**

El gráfico muestra cómo cambia la cantidad de bacterias a lo largo del día. Al comer, se acumulan en los alimentos y en la saliva, y al final nos las tragamos. Cuando mayor es la cantidad de bacterias es por la mañana antes de desayunar. El cepillado de los dientes no las elimina bien. Los dientes solo constituyen el 10% de la boca, y aunque se limpien bien, un 90% de la boca sigue estando sucio. Después del cepillado (7:30 de la mañana), la cantidad de bacterias sigue siendo alta. Tras desayunar, aumenta casi hasta los niveles de antes del desayuno (12:00 de la mañana). Después de cenar es cuando el nivel de bacterias es más bajo. Mientras dormimos, tienen oportunidad de multiplicarse sin interrupción. La falta de secreción de saliva durante el sueño favorece su aumento. Por eso es importante hacer el *oil pulling* al levantarse por la mañana. Si los enjuagues se hacen antes de comer, eliminan la mayor cantidad de bacterias y reducen el número de las que tragamos con la comida.

Fuente: L. W. Slanetz y E. A. Brown.[2]

que asegurarse de que no se tragan el aceite y que lo escupen. Si está aromatizado, puede ser una tentación tragarlo.

Las personas hablan de resultados positivos en problemas menores en cuestión de días. Otros más graves pueden requerir varios meses, un año o incluso más.

¿CUÁL ES EL MEJOR ACEITE PARA LOS ENJUAGUES?

El doctor F. Karach se refiere al aceite de girasol refinado. En los escritos ayurvédicos que hablan de las gárgaras con aceite, de las que nació el *oil pulling*, se menciona el de sésamo. Son los dos tipos de aceite que se citan con mayor frecuencia cuando se habla de *oil pulling*, y no hay duda de que se escogieron porque son habituales en los hogares de la India, donde se originó la medicina ayurveda. Los dos funcionan bien, pero *cualquier* aceite puede servir, y probablemente se hayan empleado todos.

Algunas personas dicen, no sin motivos, que conviene usar aceite de girasol o de sésamo, o que los aceites deben ser refinados u orgánicos y prensados en frío. La verdad es que cualquier aceite funciona, y se consiguen buenos resultados utilizando toda una diversidad de ellos, incluidos los de oliva, cacahuete, coco, mostaza y hasta leche natural. Cualquiera de todos ellos va bien, sea o no refinado u orgánico.

Personalmente prefiero el aceite de coco, virgen o refinado. El refinado es más económico. La razón de mi elección es que quiero usar un aceite sano, y el de coco lo es muchísimo más que el de girasol, el de sésamo o cualquier otro de esos aceites vegetales. También prefiero un aceite de sabor suave, por esto el doctor Karach habla de aceite de girasol *refinado*. Muchos aceites no refinados, como el de oliva virgen y el de sésamo, tienen un sabor fuerte. Algunas marcas de aceite de coco virgen también lo tienen, pero se debe a la forma de elaborarlo. Una buena marca de aceite de coco virgen tiene un sabor suave y agradable, y el de aceite de coco procesado (también llamado prensado) básicamente es insípido.

Si no conoces el aceite de coco, quizá te sorprenda saber que a temperatura ambiente puede ser sólido o líquido. Su punto de fusión es alto. A los 24 °C o más, es líquido, como la mayoría de los aceites vegetales. Por debajo de esta temperatura se solidifica. A una determinada temperatura, todos los aceites lo hacen. El de oliva es líquido a temperatura ambiente, pero si se pone en la nevera se hace sólido.

Siempre tengo un tarro de aceite de coco en la despensa. En verano suele estar en estado líquido. En invierno se endurece. Cuando lo quiero usar para el *oil pulling*, pongo una cucharada en un recipiente pequeño y lo caliento durante más o menos un minuto. Se funde enseguida.

QUÉ SUELE OCURRIR AL EMPEZAR CON EL *OIL PULLING*
Una crisis curativa

La boca es fuente de una gran cantidad de gérmenes que acaban por introducirse en el resto del cuerpo. La batalla permanente contra estos enemigos puede sobrecargar el sistema inmunitario. Cuando se empieza con el *oil pulling*, se ataca la fuente de estos invasores microscópicos, que quedan reducidos de forma importante. De este modo se le evita mucho trabajo al sistema inmunitario y, por así decirlo, se lo libera para que se pueda centrar en limpiar la casa: en desintoxicar y curar el cuerpo. Así puede eliminar las toxinas y toda la porquería que se hayan ido acumulando con los años y hayan afectado a la salud.

El *oil pulling* puede producir un fuerte efecto desintoxicante. Ya con los primeros enjuagues puedes notar una profunda limpieza. Esta suele ser más intensa durante las primeras semanas. Es natural que así sea, ya que al principio es cuando hay en la boca, la garganta y las cavidades nasales la mayor cantidad de microorganismos acumulados. También es posible que, al empezar con la terapia, los enjuagues con aceite hagan que te sientas indispuesto o te provoquen náuseas. Puede ocurrir que tengas que escupir el aceite al cabo de pocos minutos debido a que las mucosidades que se liberan en la garganta te provoquen arcadas. Es normal; aclárate la garganta, toma otra cucharada de aceite y mantenlo entre quince y veinte minutos.

Después de los enjuagues, las mucosidades pueden seguir drenando la garganta y las cavidades nasales durante todo el día. Puedes tener la sensación de que te estás resfriando y de que se te irrita la garganta. No te preocupes: no estás enfermando; ocurre simplemente que el cuerpo sigue con el proceso de purificación iniciado con el *oil pulling*.

A medida que el organismo se desintoxica, es posible que notes diversos síntomas provocados por ese proceso: mucosidades, náuseas, vómitos, diarrea, erupciones cutáneas, dolor, jaquecas, fiebre, inquietud, fatiga, etc. También se pueden intensificar durante un tiempo problemas de salud ya existentes, como el dolor de articulaciones, la psoriasis, el insomnio y similares. Las reacciones de la limpieza normalmente solo duran unos días o, en el peor de los casos, unas semanas. Sigue con los enjuagues y evita tomar medicamentos para tratar esos síntomas. Las hierbas y vitaminas suelen ir bien, porque no interfieren en el proceso de limpieza. Los fármacos son, en su mayoría, sustancias químicas extrañas para el cuerpo, y no hacen sino cargar con más desechos el sistema inmunitario para que los procese y elimine. Pueden ralentizar, e incluso detener, el proceso de curación.

A estas reacciones limpiadoras se las denomina «crisis curativa». Es una «crisis» porque los síntomas pueden ser molestos, pero se trata de una crisis beneficiosa. Es señal de que el cuerpo se está limpiando. Si tomas medicamentos para detener la reacción, el proceso curativo se interrumpe. Por ejemplo, si tienes mucha mucosidad y tomas algún descongestionante, te los secará, y las toxinas que se expulsan con ellos no tendrán forma de salir del cuerpo y se quedarán atrincheradas en los tejidos.

El *oil pulling* puede provocar síntomas distintos en cada persona. Una podrá sentir congestión nasal y jaquecas, otra tal vez erupciones cutáneas y una tercera es posible que no tenga ningún síntoma, de modo que no se puede predecir qué síntomas se van a observar, si es que aparece alguno. Cada uno tenemos nuestra propia historia genética, dieta, modo de vida y demás; por eso el cuerpo reacciona de forma diferente a cualquier programa de desintoxicación.

No todas las personas experimentan síntomas desagradables. Muchas veces la única reacción es un poco más de mucosidades mientras se hace el *oil pulling*. Con el tiempo, y a medida que el cuerpo está más limpio y sano, se notan menos los síntomas.

A veces, cuando se siente una crisis curativa, algunas personas se desconciertan. Dan por supuesto erróneamente que el *oil pulling* no les sienta bien o que los enferma. Si dejan de hacerlo, los síntomas desaparecen, y lo toman como prueba de que los enjuagues les hacen daño. Dirán quizá que el *oil pulling* no les fue bien o incluso que es perjudicial. Cuando empieces con los enjuagues, debes saber que se pueden sentir síntomas desagradables. Enjuagarse la boca con aceite vegetal *no* es perjudicial en absoluto. Es uno de los métodos naturales más benignos, y más efectivos, de desintoxicación y limpieza.

Para comprender mejor la crisis curativa, saber distinguirla de una crisis de salud (una enfermedad) y saber qué hacer y no hacer durante una crisis, recomiendo encarecidamente mi obra *The Healing Crisis* (consulta la Bibliografía al final del libro).

Aflojamiento de los empastes

Algunas personas señalan que el *oil pulling* les afloja los empastes de los dientes. La acción de succionar y mover el aceite puede mover los empastes, algo que, aunque parezca negativo, no lo es. Si al hacer los enjuagues se cae un empaste, significa, para empezar, que estaba flojo y, por lo tanto, convenía sacarlo. ¿Qué fue lo que lo aflojó? Una mala intervención odontológica o un proceso continuo de caries. En cualquier caso, es mejor sustituir el empaste.

No solo debes preocuparte por los empastes antiguos; también los nuevos se pueden aflojar si no se fijaron bien en los dientes. Con el tiempo, las bacterias se habrán filtrado por alrededor y por debajo de los dientes y habrán provocado más caries, la pérdida de los empastes y, posiblemente, la del diente.

Si con los enjuagues se te cae algún empaste, es una buena noticia, en especial si se trata de amalgamas. De este modo lo podrás sustituir por otros compuestos más seguros. Si el empaste es relativamente nuevo, no hagas que te lo sustituya el mismo dentista. Si la primera vez no te lo puso bien, no es previsible que lo haga la segunda. Busca un dentista más competente. Hay que quitar todo empaste que se afloje al hacer *oil pulling*, antes de que cause más problemas.

CÓMO FUNCIONA EL *OIL PULLING*

El *oil pulling* es una de las herramientas más sencillas, pero más efectivas, de la medicina natural. Muchas personas no conciben que unos simples enjuagues con aceite puedan tener un efecto tan espectacular, curar infecciones y frenar enfermedades degenerativas. ¿Cómo funciona? ¿Cómo es posible que enjuagarse la boca con aceite pueda reportar tanta mejoría al cuerpo?

Lo que cura no es el aceite en sí; es el cuerpo el que lo hace. El aceite se limita a facilitarle su autocuración. Nuestro cuerpo es un organismo sorprendente. Llevamos programada en nuestro interior la capacidad de curarnos de prácticamente toda enfermedad infecciosa o degenerativa, si se nos da la oportunidad de hacerlo. Al eliminar las condiciones que provocan la enfermedad y darle al cuerpo lo que necesita para recuperar y mantener la buena salud, podemos superar casi cualquier dolencia.

Los enjuagues con aceite eliminan de la boca microorganismos y toxinas que provocan enfermedades. ¿Lo hacen por arte de magia? El *oil pulling* no tiene nada de mágico; es una cuestión de pura biología. La mayoría de los microorganismos que habitan en la boca son unicelulares. Estas células están recubiertas de una membrana compuesta de lípidos o grasas, que es básicamente la piel de la célula. También las membranas que rodean nuestras células están compuestas predominantemente de grasa.

¿Qué ocurre al mezclar aceite (grasa) y agua? Se repelen. No se mezclan. ¿Y qué ocurre si se mezclan dos aceites? Se juntan. Se atraen mutuamente. Este es el secreto del *oil pulling*. Al poner aceite en la boca, las membranas de los microorganismos son atraídas por él. Al moverlo por entre los dientes y las encías, los microbios ceden y se adhieren a él, como si se tratara de un potente imán. Las bacterias que se esconden en las grietas y fisuras de las encías y en los poros y túbulos de los dientes son succionadas y quedan pegadas con fuerza a la solución. Cuanto más se remueve el aceite en la boca, más microbios se sueltan. Al cabo de diez minutos, la solución está llena de bacterias, virus y otros organismos. Por esto no hay que tragarse el aceite, sino escupirlo.

Las partículas de comida que se quedan atrapadas entre los dientes también se sueltan, y la mayoría de ellas son atraídas por el aceite o, si no, por la saliva (compuesta mayoritariamente de agua), con lo que también se eliminan. De modo que el *oil pulling* «saca» (*pull*) literalmente de la boca los microbios y las partículas de comida (de las que se alimentan los primeros). La saliva, al sumarse al proceso, ayuda a combatir determinados microbios y equilibra el pH. Así pues, cada vez que te enjuagas la boca con aceite, eliminas bacterias que provocan enfermedades y aumentas las sustancias que las curan. El cuerpo, liberado de la carga de tener que combatir las infecciones orales, las bacterias y sus toxinas, puede ocuparse de su autocuración. La inflamación se suaviza, la química de la sangre se normaliza, los tejidos dañados se reparan y se produce la curación.

ECOLOGÍA BUCAL

Los tipos de microorganismos que viven en nuestra boca afectan de forma decisiva a nuestra salud. Básicamente, todos albergamos en la boca los mismos tipos de organismos. Sin embargo, cada persona los tiene en proporciones distintas. La población de una boca sana puede ser notablemente distinta de la de una boca enferma. Habrá más de unas bacterias, y menos de otras. Cuanta más cantidad hay de bacterias que provocan enfermedades, más probable es que la persona tenga problemas de salud bucal y sistémica. Al reducir la cantidad de microbios problemáticos de la boca, se reduce también el riesgo de desarrollar enfermedades.

No son las bacterias y demás microorganismos los que eligen nuestra boca, sino esta la que los elige a ellos. Las condiciones bucales crean un medio que favorece a determinados tipos de organismos y permite que crezcan y prosperen. Una boca sana (un cuerpo sano) está llena en su mayor parte de bacterias benignas. Una boca enferma atrae bacterias dañinas. Si quieres tener una boca y un cuerpo más sanos, has de cambiar su medio.

Los investigadores han ensayado diferentes formas de alterar las micropoblaciones de la boca de las personas. Con la limpieza y los antisépticos bucales, e incluso con antibióticos, estas poblaciones se pueden alterar *temporalmente*. Sin embargo, los habitantes habituales y sus mutuas proporciones relativas se restablecen rápidamente. Acabar con las bacterias de la boca ayuda a reducir su cantidad, pero no cambia los tipos de organismos que prosperan en ella.

Los llamados organismos amigos pueden inhibir y hasta matar a los más problemáticos, de modo que la cantidad de microbios benignos ayudaría a disminuir la de los nocivos y a tenerlos controlados. Es una idea que ha demostrado ser útil para equilibrar el entorno del estómago. Las bacterias del ácido láctico de alimentos cultivados como el yogur y el chucrut, y los suplementos dietéticos probióticos, ayudan a construir las poblaciones de bacterias buenas y eliminar las problemáticas, contribuyendo así a aliviar diversas dolencias digestivas.

Se ha ensayado el mismo concepto con las poblaciones bucales. Sigmund Socransky, profesor clínico asociado de periodontología de Harvard, ha estado trabajando con esta idea. «Nos encantaría sustituir a los "tipos malos" por otros buenos. Lo estamos intentando, pero es muy difícil», dice Socransky. Él y sus colaboradores se colocaron miles de millones de bacterias beneficiosas en su propia boca y las removieron por toda ella. Pero los «tipos buenos» no consiguieron asentarse. Hicieron una pasta con las bacterias y se la restregaron por dientes y encías. Tampoco funcionó. Después, Socransky impregnó de bacterias el hilo dental, se lo pasó por entre todos los dientes y lo dejó ahí toda la noche. «La mayor parte de las bacterias que intentábamos introducir desaparecía al cabo de cuatro o cinco días», explica.

Su idea de aumentar las bacterias buenas era correcta, pero todos sus métodos para conseguirlo estaban equivocados. Como ocurre con cualquier nicho ecológico, el medio es lo que determina lo que va a prosperar o no en él. Por ejemplo, si se coloca una rana en el árido desierto, morirá enseguida. El medio del desierto no satisface las necesidades de la rana. Por muchas que pongamos en el desierto, no van a sobrevivir.

Asimismo, la ecología bucal no va a cambiar por el simple hecho de que introduzcamos en ella un determinado tipo de organismo. El medio de la boca lo determinan, en su mayor parte, la dieta y el modo de vida. Para conseguir cambios permanentes en el medio de nuestra boca, tenemos que realizar modificaciones en la dieta y en el estilo de vida.

El *oil pulling* hace maravillas porque elimina todo tipo de gérmenes y reduce la cantidad de los potencialmente nocivos. Pero no es una solución completa, porque no cambia el medio básico de la boca que permite que en ella prosperen bacterias dañinas. Los enjuagues con aceite reducen la cantidad total de bacterias, pero no cambian el porcentaje de buenas y malas. Esta es la razón que me llevó a desarrollar mi terapia del *oil pulling*. Está pensado para sanar la boca y el cuerpo alterando la ecología bucal de forma sana y permanente.

Capítulo 7

LA TERAPIA DEL *OIL PULLING* DEL DOCTOR FIFE

LA TERAPIA DEL *OIL PULLING*

A menudo oigo a la gente quejarse de que han probado el *oil pulling* pero no les ha hecho nada. Algunos llegan a decir que les fue mal. ¿Por qué a unos les reporta notables beneficios para la salud y, en cambio, a otros parece que no les sirve de nada? El *oil pulling* es una técnica útil, pero no es un remedio universal que lo cure todo. De hecho, no es un remedio curativo.

El *oil pulling* es un instrumento práctico para eliminar las bacterias dañinas de la boca. Este es su objetivo. Si tienes una infección activa en la boca, puede eliminar las bacterias dañinas y darle al cuerpo la oportunidad de curarse. El que realiza la cura es el cuerpo, no el *oil pulling*. Si el cuerpo no cura, no es porque los enjuagues no funcionen, sino porque no es capaz de curarse.

¿Por qué no puede curarse el cuerpo? Puede haber varias razones. Cuando lees las historias de éxito de otras personas, puedes adquirir una confianza exagerada y pensar que los enjuagues con aceite te van a solucionar todos los problemas de la noche a la mañana. No es así. Si tienes un problema de salud cuyo desarrollo ha requerido entre diez y quince años, no puedes esperar curarte de un día para otro. Recuerda: el *oil pulling* no cura; es el cuerpo el que lo hace, y para ello necesita tiempo. No esperarías a que un hueso roto se te soldara en unos pocos días o en un par de semanas; ¿por qué, entonces, vas a confiar en que otro problema se solucione con esta rapidez, en especial si se trata de un estado degenerativo crónico que tal vez lleves arrastrando varios años? Debes ser realista.

Otra razón de que no se produzca la curación con la rapidez esperada es que no dejas que así suceda. Si tienes el cuerpo enfermo por una mala dieta o un modo de vida inapropiado, no puedes esperar recuperarte si antes no cambias. Es como si te golpeas el pulgar con un martillo. Ponerte un apósito no va a servir de nada si te lo sigues golpeando. Deja de hacer todo lo que te perjudique la salud y permite que el cuerpo se cure a sí mismo.

El *oil pulling* hará todo lo que se supone que ha de hacer, pero si una dolencia no tiene ninguna relación con la salud bucal, es posible que los enjuagues no den los resultados que esperas. No todos los problemas de salud tienen su origen en infecciones de la boca. La enfermedad se puede deber a un desequilibrio intestinal, una herida infectada, el contacto sexual, un defecto genético u otra causa. Algunos de los organismos que nos infectan la boca y hacen estragos en la sangre también viven en la piel y en nuestro entorno, y pueden entrar en el cuerpo por otras vías. Aun en estos casos, el *oil pulling* puede ayudar a reducir la presión sobre el sistema inmunitario para que nos pueda seguir siendo muy beneficioso.

Mi programa de terapia del *oil pulling* no se reduce a enjuagarse la boca con aceite vegetal. Transformo el *oil pulling* en un programa completo de mejora de la salud que fortalece el sistema inmunitario, combate las infecciones, facilita la absorción de los nutrientes, equilibra la química de la sangre y reduce todo lo que influye en el deterioro de la salud. Los resultados son más rápidos, más completos y más globales que los que se obtienen solo con los enjuagues.

En los apartados siguientes se habla de cada uno de los aspectos del programa, y al final del capítulo se hace un resumen de todo él.

UNA DIETA SANA

La dieta desempeña un papel fundamental en tu salud. Es verdad lo que dice el refrán: somos lo que comemos. Si tomas una dieta que consista en mucha comida basura, te sentirás como tal y tendrás la salud por los suelos. El consumo de alimentos completos y llenos de nutrientes te proporcionará los elementos básicos necesarios para construir y mantener un cuerpo sano.

La mayoría reconocemos la importancia de una alimentación sana; lo que muchos no comprendemos es qué es una dieta sana. Algunos piensan que si toman un par de raciones de verdura al día, siguen una dieta sana. Otros creen que si reducen las grasas el máximo posible, ya toman una alimentación sana, con independencia de todo lo demás que puedan comer.

Si preguntamos a diez personas qué consideran una dieta sana, obtendremos diez respuestas distintas. Unas dirán que una dieta sana es la baja en grasas; otras, una dieta baja en hidratos de carbono, o los programas de Weight Watcher, o la macrobiótica, o la Zone Diet, y otras asegurarán que todo consiste en ser vegetariano. ¿Cuál es la mejor de todas? No dejan de aparecer constantemente dietas y modas alimenticias nuevas, lo cual nos confunde. Muchas de ellas están pensadas específicamente para perder peso. Una dieta para adelgazar no es necesariamente la mejor, ni la que uno quisiera seguir el resto de su vida. Lo mismo se puede decir de las dietas de desintoxicación. Están diseñadas para limpiar rápidamente el cuerpo, pero no son adecuadas para un uso prolongado. ¿Quién querrá seguir una dieta a base de zumos de fruta toda la vida? La finalidad de todas estas dietas puede ser excelente, pero a la larga necesitamos una que contenga nutrientes, sea baja en calorías y siga siendo sabrosa y nos satisfaga.

Hay muchas opiniones opuestas sobre qué alimentos y dietas son buenos, y cuáles son malos. No podemos confiar en los llamados especialistas, porque tampoco ellos se ponen de acuerdo. Unos dicen que las grasas saturadas, el colesterol y la carne roja son nocivos, y otros, que son beneficiosos, que lo malo son el azúcar y los cereales procesados. ¿A quién hay que creer? Hay una respuesta.

Se puede estudiar ciencias de la nutrición y teorizar sobre dietas todo lo que se quiera, pero la auténtica prueba es ver cuál funciona realmente. Las teorías están muy bien, pero no actúan, no sirven de nada. Una dieta sana es la que fortalece el cuerpo y lo capacita para combatir la enfermedad y gozar de buena salud a lo largo de la vida y hasta la vejez. Nuestra llamada dieta occidental actual tiene muchas deficiencias. Es una dieta que reduce el colesterol, elimina las grasas saturadas y nos genera otros beneficios, pero las enfermedades degenerativas alcanzan hoy índices más altos que nunca, y no dejan de aparecer constantemente nuevas enfermedades. Dolencias que antes se consideraban achaques propios de la vejez, como la diabetes de tipo 2 y la artritis, hoy se dan en edades cada vez más tempranas. Las actuales orientaciones sobre dieta son un desastre. ¿Cuál es, entonces, la respuesta?

La clave para dar con la dieta ideal es observar las poblaciones con una baja incidencia de enfermedades degenerativas, incluidas las caries y la enfermedad de las encías. Ninguna población puede estar sana si sigue una dieta deficiente. Por lo tanto, las poblaciones sanas siguen dietas sanas. Hoy es difícil encontrar comunidades así. Con el comercio internacional, los actuales alimentos occidentales se pueden encontrar en todo el mundo. Esta es la razón de que las cardiopatías, el cáncer, la diabetes y otras enfermedades degenerativas estén presentes también en todo el planeta.

Sin embargo, en los inicios del siglo XX había muchas poblaciones por todo el mundo que aún no habían estado expuestas a los alimentos actuales y no se veían afectadas por las llamadas enfermedades de la civilización moderna. Gracias a la obra pionera del doctor Weston A. Price, tenemos registros de sociedades sanas y de los alimentos que comían. Fue él quien recopiló los estudios más extensos sobre infecciones focales en la década de 1920. En los años siguientes, también descubrió la relación entre la enfermedad degenerativa y la dieta.

Durante el largo tiempo que ejerció como dentista, el doctor Price observó la creciente cantidad de personas que desarrollaban enfermedades degenerativas y problemas dentales. Al final de su carrera, observó un número cada vez mayor de problemas dentales que eran muy raros en sus primeros años de profesión. A principios del siglo XX, se produjo una revolución en la producción de alimentos y su procesamiento, para poder atender la demanda de una población en rápido crecimiento.

La invención de la prensa hidráulica y la hidrogenación de los aceites vegetales cambiaron los tipos de aceites y grasas de la dieta. Con anterioridad a los años veinte, las fuentes de grasa predominantes en la dieta eran las grasas animales y los aceites tropicales. Los aceites de semilla vegetales no se usaban mucho porque su extracción era difícil y cara. La prensa hidráulica simplificó el proceso, y los aceites vegetales pasaron a ser más baratos que las grasas animales. La hidrogenación transformó los aceites vegetales baratos en grasas sólidas que podían sustituir a las grasas animales, más caras. La manteca animal y la mantequilla cedieron el paso a la manteca vegetal y la margarina.

La producción de azúcar y harina se mecanizó más. De 1900 a 1930, el consumo de azúcar se multiplicó por diez. El pan blanco pasó a ser la base de la dieta. Se hizo más ligero y blando, y con la ayuda de los conservantes tardaba más en endurecerse. Confituras, mermeladas, alimentos enlatados y dulces de todo tipo empezaron a llenar los estantes de las tiendas de comestibles. A los alimentos procesados se les añadieron conservantes, potenciadores del sabor, colorantes artificiales y otras sustancias químicas. La leche natural, que había sido la habitual a lo largo de toda la historia, era ahora pasteurizada y homogenizada. Había empezado la era de la producción moderna de alimentos. La dieta de los estadounidenses y, de hecho, la de todo el mundo occidental empezó a cambiar drásticamente.

Con la evolución del procesamiento de los alimentos y el cambio de la dieta, se comenzó a producir un fenómeno interesante. Era tan sutil que muy pocos se percataron de él, pero poco a poco se fue incrementando el número de enfermedades raras o de las que no se había oído hablar antes. La cardiopatía coronaria, de la que con anterioridad a los años veinte apenas se sabía nada, irrumpió en escena y, en la de los cincuenta, se convirtió en la primera causa de muerte en Estados Unidos. Es interesante que hoy se culpe a menudo a las grasas animales y el colesterol de provocar cardiopatías, pero a principios del siglo XX, cuando las grasas animales eran la principal fuente de grasa de la dieta, y el consumo de grasas saturadas y colesterol era mucho mayor que el actual, las cardiopatías eran muy raras.

El doctor Price fue testigo del cambio rotundo en la dieta y del auge de las enfermedades dentales y degenerativas. Se preguntó si los cambios en la dieta estaban relacionados con la merma de la salud. Se dispuso a encontrar la respuesta. El plan que se trazó para ello era comparar la salud de personas que tomaban dietas tradicionales y la de otras que tomaban alimentos procesados modernos. Para evitar otras influencias que pudieran afectar a la salud, las personas estudiadas eran de la misma procedencia genética y vivían en la misma zona geográfica. La única diferencia era la dieta.

Hoy es casi imposible encontrar una población que se alimente de forma exclusiva de productos naturales. Los alimentos modernos se encuentran prácticamente en cualquier parte del mundo. Pero en los pasados años treinta había aún muchas poblaciones que vivían principalmente de alimentos ancestrales, sin ninguna influencia moderna.

El doctor Price dedicó casi diez años a viajar por todo el mundo para localizar y estudiar a estas poblaciones. Fue a recónditos valles de los Alpes suizos, a las islas Hébridas Interiores y Exteriores, frente a la costa de Escocia; visitó pueblos esquimales de Alaska, indios americanos del norte y centro de Canadá y de Florida, melanesios y polinesios de numerosas islas del Pacífico Sur, tribus de África oriental y central, aborígenes de Australia, tribus malayas de las islas al norte de Australia, maoríes de Nueva Zelanda, e indios sudamericanos de Perú y la cuenca del Amazonas.

Cuando visitaba una zona, el doctor Price examinaba la salud de la gente, en particular sus dientes, y tomaba nota detallada de los alimentos que consumían, con un análisis meticuloso del contenido nutricional de la dieta. Mandaba muestras de los alimentos a su laboratorio, donde eran analizados con sumo detalle. No tardó mucho tiempo en darse cuenta del distinto estado de salud entre quienes vivían exclusivamente de los alimentos indígenas y quienes habían incorporado alimentos occidentales a su dieta.

Dondequiera que encontrara personas que vivieran de alimentos tradicionales, observaba que su salud mental y su salud física eran excelentes, pero cuando la gente empezaba a consumir alimentos modernos, su salud menguaba. En ausencia de atención médica, la degeneración física se acentuaba. Las enfermedades dentales, al igual que las infecciosas y degenerativas como la artritis y la tuberculosis, eran comunes entre quienes comían alimentos occidentales. Por ejemplo, las diferencias entre los isleños del Pacífico que vivían en el interior de las islas y quienes habitaban cerca de los puertos, donde se disponía de alimentos occidentales, eran manifiestas (puedes ver las imágenes de la página 186). Al hablar de los isleños del interior, el doctor Price señalaba: «El desarrollo físico de la gente primitiva, incluidos los dientes y los arcos dentales, es de orden superior. La comparación entre los individuos que viven cerca de los puertos y los que viven en sitios aislados del interior muestra un marcado aumento de la incidencia de las caries dentales. En los que ingerían exclusivamente alimentos nativos, la incidencia de la caries dental era de solo 0,14%, mientras que en los que consumían los alimentos llegados con el comercio, la misma incidencia era del 26%». Y después señalaba que también había «un progresivo desarrollo de enfermedades degenerativas alrededor de los puertos».[1]

No era necesario ningún gran cambio en la dieta para que las enfermedades degenerativas empezaran a prosperar. Bastaba con añadir unos pocos artículos comerciales, que desplazaban a otros alimentos más nutritivos. Los productos importados más comunes eran harina, arroz refinado, azúcar, aceites vegetales y alimentos enlatados

En los grupos estudiados por el doctor Price, la cantidad media de dientes afectados de caries entre quienes tomaban alimentos tradicionales era solo del 0,79% (menos de 8 de

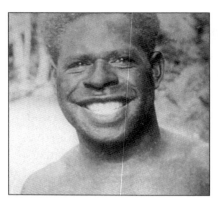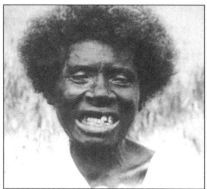

Isleños del Pacífico Sur. Izquierda: joven de una tribu malaya que ilustra a la perfección un magnífico desarrollo del arco facial y dental. Derecha: mujer melanesia que vive en un puerto donde llegan alimentos modernos, que se usan sin ninguna restricción; las caries la han afeado por completo. Fotografías tomadas por el doctor Weston A. Price. Copyright Price-Pottenger Nutrition Foundation, www.ppnf.org.

cada 1000 dientes examinados), mientras que la cantidad de caries en quienes comían alimentos occidentales superaba el 33% (333 dientes de cada 1000). Entre el 90 y el 100% de quienes tomaban alimentos modernos padecían caries dentales. Los que seguían dietas tradicionales tenían una salud dental mucho mejor, a pesar de que no se cepillaban los dientes, no usaban hilo dental, blanqueadores ni antisépticos, ni disponían de atención profesional. Su buena salud dental era consecuencia directa de comer alimentos sanos. La salud dental era un claro reflejo de su salud física.

Los descubrimientos del doctor Price fueron publicados en 1939 en un libro titulado *Nutrition and Physical Degeneration*, que se sigue publicando —va por la octava edición— y es considerado un clásico de la ciencia de la nutrición.

Una de las conclusiones interesantes del trabajo del doctor Price era que todas las dietas tradicionales que estudió eran efectivas para proteger a las personas de las caries y proporcionales una buena salud. La salud dental y física solo empezaba a declinar cuando la gente comenzaba a abandonar sus dietas tradicionales para incorporar alimentos modernos. Es interesante, porque esas dietas tradicionales eran diferentes entre sí. Unas eran muy altas en grasas saturadas, carne o leche, y otras, bajas en estos alimentos pero altas en fruta, verdura o cereales. En unas se tomaba pescado; en otras, no. Unas incorporaban mucha verdura, y otras, ni verdura ni fruta, y se basaban exclusivamente en la carne y la leche. Los tipos de verdura, fruta y cereales eran distintos en cada caso, pero siempre eran alimentos naturales, no procesados. No existía el consumo de azúcar ni hidratos de carbono refinados, ni de aceite vegetal procesado. La gente tomaba aceite de coco, mantequilla y grasa animal, y en algunos casos en grandes cantidades. No consumían alimentos empaquetados, procesados comercialmente ni congelados, preparados o precocinados. Todo era de elaboración propia.

Por los estudios del doctor Price sabemos que lo importante no es el tipo de alimentos, sino que lo que marca la diferencia es lo que les hacemos a esos alimentos. En otras palabras, la mejor dieta es la que consta exclusivamente de alimentos orgánicos completos. Cuando vayas a comprar, busca productos naturales que sean frescos, deshidratados, congelados o fermentados. Debes seguir una dieta compuesta mayoritariamente de fruta y verdura frescas, cereales integrales (elabora tu propio pan), carnes orgánicas frescas, grasas y productos lácteos naturales fermentados. Como norma general, es mejor no tomar nada que se venda enlatado, empaquetado o en caja.

Soy consciente de que nadie está dispuesto a tener que prepararlo todo desde el principio. Es difícil evitar todos los productos procesados comercialmente, en especial si se tiene una vida social y poco control sobre los alimentos que se nos ofrecen. Cada uno ha de decidir lo estricto que quiera ser.

Hay unos productos alimenticios claramente más problemáticos que otros. Los que más debes evitar son los productos y las bebidas azucarados, los cereales refinados y los aceites vegetales procesados. No te vas a morir por tomarlos de vez en cuando, pero ten en cuenta que cuantos más comas, más probabilidades habrá de que sufras caries, enfermedad de las encías y degeneración física.

LA MALDICIÓN DEL AZÚCAR

Me gustan los pasteles, los helados y los caramelos; ¿a quién no? Algunas veces, acabo de tomar una galleta o cualquier otro capricho e inmediatamente quiero otro, y otro, hasta que tomo demasiados. Es como una adicción. No puedo tomar solo uno. El azúcar estimula los centros del placer del cerebro, de forma muy parecida a como lo hace la cocaína, y puede ser tan adictivo como esta. De hecho, los estudios demuestran que cuando, en el laboratorio, a los animales se les da la opción de escoger entre azúcar y cocaína, prefieren el primero.

El azúcar refinado tal vez sea el alimento más perjudicial de nuestra dieta. Los carbohidratos refinados, como la harina blanca o el arroz blanco, no son mucho mejores, porque se convierten rápidamente en azúcar en el tracto digestivo y producen muchos de los mismos efectos nocivos.

El azúcar no es malo en sí mismo; de hecho, nuestras células lo usan como fuente de energía. Lo que causa problemas

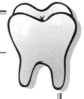

Las caries a lo largo de la historia

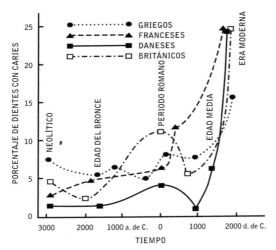

Las caries y la enfermedad de las encías eran raras entre los seres humanos prehistóricos. En los homínidos más antiguos, la incidencia de las caries es de menos del 1%. El doctor Weston A. Price descubrió que las sociedades modernas que vivían exclusivamente de alimentos tradicionales tenían un índice de caries más o menos igual. Entre quienes comían alimentos modernos, ese índice solía situarse entre el 20 y el 30%. Incluso podía llegar al 70%.

En Europa, la incidencia de las caries durante la mayor parte de la historia fue relativamente baja, y solo empezó a aumentar de forma contundente en la Edad Media, cuando el mundo occidental tuvo acceso a la caña de azúcar.

Fuente: Universidad de Illinois en Chicago

es el consumo excesivo de azúcar e hidratos de carbono refinados. Gran parte de nuestra dieta se compone a la vez de hidratos de carbono simples y compuestos. El azúcar es un hidrato de carbono, un carbohidrato simple. Es el elemento principal de todos los carbohidratos. Los complejos no son más que largas cadenas de moléculas de azúcar unidas en eslabones. Durante la digestión, las enzimas rompen los eslabones, liberando moléculas de azúcar individuales, que a continuación son absorbidas por la sangre para alimentar con ellas a las células. La fibra también es un hidrato de carbono complejo, pero está estructurada de forma que el cuerpo no puede romper los eslabones que unen las moléculas de azúcar, por lo que no se absorbe. Pasa a través del tracto digestivo casi intacta. Los hidratos de carbono complejos son los principales componentes de la fruta, la verdura, los cereales, los frutos secos y las semillas.

Cuando comemos alimentos que contienen hidratos de carbono complejos, los azúcares son liberados poco a poco y entran en la corriente sanguínea a un ritmo relativamente constante. Esto le da tiempo al páncreas para producir insulina, que tira del azúcar de la sangre y lo transporta a las células, donde es utilizado para producir energía. Sin embargo, si el azúcar es puro, pasa casi de inmediato a la corriente sanguínea.

Una persona adulta de estatura y peso medios tiene unos 5,6 litros de sangre. En ellos, si está sana, tendrá entre una y tres cucharaditas de azúcar. Al tomar una barrita Snickers de 60 g —que contiene el equivalente a nueve cucharaditas de azúcar—, un helado de vainilla —con ocho cucharaditas de azúcar— o un trozo de pastel de piña —con diez cucharaditas—, estamos bombeando a la sangre una gran cantidad de azúcar de una sola vez. Los niveles de azúcar en sangre suben de forma espectacular. Si el nivel de azúcar sube en exceso o sigue alto durante demasiado tiempo, se produce un coma hiperglucémico que provoca la muerte. El exceso de azúcar es tóxico para el cuerpo. Cuanto más alto es el nivel de azúcar, más nocivo resulta. El cuerpo trabaja a toda máquina para evitar el daño, produciendo para ello insulina para mantener el azúcar en el nivel adecuado. Esta reacción evita que muramos al tomar azúcar, pero unos niveles de insulina altos también son tóxicos. Cuanta mayor sea la frecuencia con que tomemos cantidades excesivas de azúcar, mayor riesgo corremos de desarrollar problemas de salud como hipertensión (que favorece las cardiopatías), diabetes y obesidad.

Una de las principales consecuencias de tomar azúcar es una disminución de la capacidad de combatir las infecciones. El azúcar debilita la función inmunitaria, lo cual permite que los microbios se multipliquen y se extiendan por todo el cuerpo. Trabajo con una persona que siempre llegaba al despacho con congestión nasal, tosiendo y estornudando. Siempre parecía que estuviese enfermo. Comía caramelos sin parar, y creo que ese era el problema. No le gustaban las verduras, le encantaba todo lo dulce, y eso es lo que tomaba todos los días. Su mujer y toda su familia adquirieron la misma costumbre, y todos están tan enfermos como él. Siempre que veo a su familia, hay alguien que está enfermo. Después de hablar con el médico, esa persona decidió cortar el consumo de dulces. El resultado fue espectacular. Estuvo varias semanas seguidas sin estornudar, toser ni sonarse continuamente.

Otro problema del azúcar es que solo aporta calorías. Es una fuente de calorías vacías. La mayoría de las personas podemos pasar con una dieta menos calórica. El azúcar no aporta nutrientes útiles; sin embargo, cuando es procesado en el cuerpo se consumen vitaminas y minerales, con lo que disminuyen las reservas de nutrientes. El azúcar no solo merma los nutrientes, sino que, al comer alimentos muy azucarados, desplazamos de la dieta otros más nutritivos. Así pues, el consumo exagerado de azúcar favorece la malnutrición, que a su vez también reduce la función inmunitaria.

A los dentistas no les gusta el azúcar porque pudre los dientes. Como señalé antes, el azúcar alimenta a las bacterias productoras de ácido que provocan las caries. Cada vez que tomamos productos con mucho azúcar, o hidratos de carbono refinados, alimentamos a las bacterias que pudren los dientes y allanamos el camino para la infección oral y sistémica. Cuantos más alimentos azucarados tomemos, más les daremos de comer a las bacterias que acaban con los dientes.

Los refrescos, caramelos y pasteles son lo peor que podemos consumir. Su contenido de azúcar es tan alto que es como si les echáramos abono a las bacterias bucales. El azúcar llega a la más mínima grieta de la boca, desencadena un apetito desenfrenado en las bacterias y produce ácido.

Si vas a tomar dulces, es mejor que lo hagas de una sola vez con las comidas que repartidos a lo largo del día. De esta forma, el azúcar permanece en la boca un tiempo limitado. Si necesitas picar algo entre horas, lo mejor es que no tomes dulces. Toma algo sano, como verdura, carne, queso o cualquier cosa que no tenga azúcar ni hidratos de carbono refinados. Las galletas, el pan, las patatas fritas y similares que se elaboran con harina no son mucho mejores que el azúcar. Las enzimas de la boca descomponen fácilmente la harina blanca en azúcar.

Los dientes son porosos, en especial la dentina, con sus numerosos túbulos. Los líquidos ricos en nutrientes fluyen de las raíces de los dientes hacia el exterior a través de los túbulos. El flujo normal de este líquido es del interior del diente al exterior. Sin embargo, cuando tomamos azúcar, el flujo se invierte, y pasa al interior del diente. Esto plantea un gran problema. Cuando el líquido entra en el diente, lleva con él azúcar y bacterias. De este modo las bacterias se pueden infiltrar en los dientes y establecer colonias en ellos. Cada vez que ingerimos azúcar, llevamos alimento a esas bacterias productoras de ácido. Un diente puede parecer normal por fuera, pero por dentro puede estar carcomido por las caries.

La química de la saliva refleja, en muchos sentidos, la de la sangre. Siempre que tomamos azúcar, sus niveles en sangre suben. Del mismo modo, también sube el nivel de azúcar en la saliva. Este último alimenta a las bacterias. De modo que, después de tomar azúcar, aunque nos lavemos y cepillemos los dientes con todo esmero, no habrá mucha diferencia, porque el azúcar reaparecerá a través de la saliva.

Esta es una realidad que, si eres prediabético o diabético, te concierne de forma especial. En la diabetes, los niveles de azúcar suben más y permanecen altos durante más tiempo de lo normal. Por esta razón, las personas diabéticas son particularmente vulnerables a las caries. Estas y la enfermedad de las encías provocan infecciones que pueden entrar en la sangre, causando una inflamación sistémica que lleve a una subida del azúcar. Cuando el azúcar en sangre sube, también lo hacen los azúcares de la saliva, de los que se alimentan las bacterias que favorecen la enfermedad de las encías. Se trata, pues, de un círculo vicioso. La enfermedad de las encías favorece la diabetes, y la diabetes favorece la enfermedad de las encías. La solución es simple: evitar comer azúcar e hidratos de carbono refinados.

LOS ACEITES DIETÉTICOS

De todos los alimentos que tomamos, ninguno se ha interpretado ni entendido peor que los aceites dietéticos. Se han demonizado las grasas saturadas, y a las poliinsaturadas se las ha elevado a los altares, basándose principalmente en el hecho de que las últimas, en comparación con las primeras, reducen el colesterol. Es una idea que han alimentado y mantenido viva quienes postulan interesadamente por la teoría de la cardiopatía del colesterol, en otras palabras, la industria farmacéutica y sus amigos. La realidad es que las grasas saturadas son el bueno de la película, y las poliinsaturadas, el malo.

La grasa dominante en la dieta de *todas* las personas sanas que estudió el doctor Weston A. Price era saturada; sin embargo, entre ellas no existía la cardiopatía. La enfermedad atacaba a quienes abandonaban las dietas tradicionales, y cambiaban la grasa saturada por aceites vegetales procesados y otros alimentos modernos. Así se observaba en todas las poblaciones que estudió en sus viajes por todo el mundo. Los masáis africanos, los indios canadienses y los esquimales de Alaska no padecían cardiopatías, pero cuando empezaban a tomar aceites procesados y otros alimentos modernos, su salud se deterioraba rápidamente.

Muchos de los melanesios y polinesios de las islas del sur del Pacífico tomaban una dieta alta en grasa saturada procedente del coco. Algunas poblaciones consumían hasta un

50% de sus calorías diarias como grasa saturada. Una vez más, eran personas sanas, sin cardiopatías ni otras enfermedades degenerativas. Estas enfermedades aparecían a la par de los alimentos modernos.

Se ha promocionado la idea de que los aceites vegetales (de alazor, maíz, soja, girasol, algodón, etc.) son saludables, pero la verdad es muy distinta. En comparación con las grasas saturadas, son inestables y se enrancian muy deprisa. Por esto no se utilizan en alimentos asados ni preparados. Los aceites poliinsaturados, al calentarse, como ocurre al cocinar, se degradan rápidamente y generan radicales libres nocivos. Las grasas saturadas son mucho más estables y más sanas para la cocina.

Todos los aceites poliinsaturados procesados, cuando vamos a comprarlos en la tienda, ya han sufrido un grado u otro de oxidación. En cuanto se prensan las semillas y el aceite queda expuesto al oxígeno, el calor o la luz, empieza la oxidación. Cuando se produce esta, se forman radicales libres y el aceite comienza a volverse rancio. La oxidación sigue cuando el aceite se refina, embotella, transporta y almacena en la tienda y en nuestra cocina. Si lo usamos para cocinar, la oxidación se acelera mucho, lo cual lo hace aún más rancio e insalubre.

Los radicales libres causan inflamación sistémica y degradación de los tejidos. Destruyen las paredes de las células e incluso el ADN, provocando muerte celular y cáncer. De hecho, los aceites vegetales poliinsaturados son bien conocidos por sus efectos cancerígenos.[2] Los estudios demuestran que cuando se induce químicamente el cáncer en animales, el tipo de grasa de su dieta determina la cantidad y el tamaño de los tumores resultantes. Las grasas poliinsaturadas producen la mayor cantidad de tumores y los de mayor tamaño. Las monoinsaturadas, como el aceite de oliva, ocasionan menos, y las saturadas son las que menos causan. De las grasas saturadas, está demostrado que el aceite de coco produce la menor cantidad de tumores; de hecho, puede prevenir completamente el desarrollo de tumores, incluso cuando al animal se le administran potentes sustancias químicas cancerígenas.[3-5] El aceite de coco es un poderoso alimento anticancerígeno.

Los aceites vegetales procesados también deprimen el sistema inmunitario. Como bien se sabe, a los pacientes a quienes se les ha trasplantado algún órgano se les administran emulsiones de aceite vegetal con agua por vía intravenosa para suprimir la inmunidad.[6] Una de las formas de las grasas insaturadas de obstaculizar el sistema inmunitario es matando los glóbulos blancos. Estos nos defienden de los microorganismos dañinos, y son el principal componente de nuestro sistema inmunitario. Si intentas librarte de infecciones sistémicas y orales, no debes usar nada que disminuya la eficacia de tu sistema inmunitario o, para el caso, favorezca la inflamación y el cáncer.

Una opción mucho mejor es el aceite de coco. Tiene propiedades antiinflamatorias e inmunitarias, y es anticancerígeno. Presenta otras muchas propiedades beneficiosas: protege de la cardiopatía, la hepatitis, las enfermedades renales, el colon irritable y la diabetes, además de ayudar a equilibrar los niveles hormonales.[7] Tal vez su característica más notable sea la capacidad de matar las bacterias, los virus, los hongos y los protozoos causantes de enfermedades.

Entre las grasas dietéticas, el aceite de coco es único porque está compuesto de un grupo especial de moléculas grasas conocidas como ácidos grasos de cadena media (AGCM). El otro único alimento de la dieta humana que tiene una cantidad apreciable de AGCM es la leche materna. Estas grasas especiales son fundamentales para la salud del recién nacido, y se añaden a las fórmulas magistrales de la leche para bebés. Estos exclusivos ácidos grasos tienen muchos usos importantes. Son fáciles de digerir, lo cual supone una fuente de nutrición rápida y fácil, muy importante para los bebés. También poseen sólidas propiedades antimicrobianas, por lo que pueden matar los microbios causantes de enfermedades, algo fundamental para los niños. De hecho, lo que protege al bebé de las enfermedades en los primeros meses de vida, cuando su sistema inmunitario aún se está desarrollando, es principalmente la presencia de AGCM en la leche materna. Los ácidos grasos que nos protegen de pequeños también lo hacen de adultos al tomar aceite de coco.

Los ácidos grasos del aceite de coco matan muchas bacterias y virus del mismo tipo que los que habitan en la boca y provocan infecciones en cualquier otra parte del cuerpo. Los antibióticos pueden eliminar las bacterias, pero son inútiles para los virus. No existen fármacos que puedan matar de forma eficaz los virus, pero los AGCM sí lo pueden hacer. También acaban con las levaduras y los hongos, incluidos los causantes de la candidiasis. Sin embargo, los AGCM no son un remedio universal para todo tipo de infecciones. No matan todas las bacterias, lo cual en realidad es bueno. No hacen ningún daño a las bacterias beneficiosas intestinales, por lo que no provocan problemas digestivos. El aceite de coco puede contribuir a limpiar el vientre de organismos nocivos y dejar solo los inofensivos o beneficiosos.

El coco ayuda a mantener la salud de los dientes. Incluso la propia pulpa, que contiene aceite, puede favorecer la salud dental. En las zonas costeras de Brasil, donde el consumo de coco es algo habitual, la incidencia de las caries y la enfermedad de las encías es menor que en otras partes del país. También la gente pobre, que no tiene acceso a una atención dental ni médica adecuada, tiene la boca más sana que otras personas más ricas que no toman coco.

El doctor Weston A. Price observó eso mismo al estudiar los pueblos de las islas del Pacífico Sur. Las personas que seguían su dieta tradicional basada en el coco tenían una tasa de caries de solo el 3,4%. Esto significa que de 1000 dientes que examinó, solo encontró 34 con caries. La enfermedad de las encías prácticamente no existía. En comparación, nosotros tenemos como mínimo diez veces más caries, y la mayoría, un grado u otro de enfermedad de las encías.

Para conseguir los mejores beneficios para la salud, te recomiendo que consumas entre una y tres cucharaditas de aceite de coco todos los días, como parte de tu dieta habitual. Úsalo para cocinar en lugar de otros aceites, sobre todo de aceites vegetales procesados. Para las recetas que llevan aceite vegetal, margarina o manteca, sustituye estos por aceite de coco. Es muy estable ante el calor y no forma radicales libres como otros aceites vegetales, lo cual lo convierte en un aceite excelente para la cocina. También lo puedes tomar con cuchara, como suplemento dietético, como hacen muchas personas. Una buena propiedad del aceite de coco virgen es su sabor agradable, y los procesados son prácticamente insípidos, por lo que tomarlos con cuchara no supone ninguna dificultad.

Por sus efectos antimicrobianos, su capacidad de favorecer la cura de las heridas y sus muchas otras propiedades beneficiosas para la salud, te recomiendo el aceite de coco para el *oil pulling*. ¿Por qué usar otro aceite inferior si puedes usar el de coco?

LA INGESTA DE LÍQUIDOS

Un aspecto importante de una buena salud dental es una adecuada hidratación: tomar la cantidad apropiada de agua. La deshidratación se produce cuando el cuerpo pierde un exceso de líquidos corporales. Se podrá pensar que no es un problema grave, pero lo es mucho más de lo que se pueda imaginar, y mucho más común. El agua es fundamental para todas las reacciones químicas del cuerpo, y su escasez puede afectar gravemente al funcionamiento de este. La pérdida de tan solo el 1% de los líquidos corporales interfiere en la regulación del calor y dificulta el rendimiento físico y mental. Una pérdida de entre el 8 y el 10% puede provocar el coma y la muerte. Cuando «tenemos sed» ya estamos sustancialmente deshidratados. La mayoría no tomamos suficiente agua y nos pasamos el día en un estado de deshidratación subclínica crónica: una deshidratación sin síntomas evidentes.

En general, lo recomendable para mantenerse bien hidratado es beber entre seis y ocho vasos de agua al día. Un estudio del National Research Council reveló que, en términos medios, las mujeres (de entre quince y cuarenta y nueve años) solo beben 2,6 vasos de agua al día.[8] Tal realidad indica que una gran cantidad de mujeres puede estar crónicamente deshidratada. Otro estudio llevado a cabo en el hospital John Hopkins de Baltimore descubrió que entre el 23 y el 41% de los sujetos estudiados (hombres y mujeres de entre veintitrés y cuarenta y cuatro años) estaban crónicamente deshidratados.[9] Encuestas sobre consumo de alimentos señalan que hasta el 75% de la población (de todas las edades) puede encontrarse en un estado crónico de ligera deshidratación.

> En ausencia de salivación, los tejidos orales se ulceran e infectan, y el terreno queda perfectamente abonado para las caries.
>
> DR. ARTHUR C. GUYTON,
> *Textbook of Medical Physiology*

¿Cómo afecta la deshidratación a la salud bucal? Uno de los principales síntomas de deshidratación es la sequedad de boca. Cuando el cuerpo se deshidrata, disminuye la secreción de saliva. Una adecuada producción de saliva es fundamental para mantener el pH, combatir determinados microorganismos nocivos y conservar un medio oral sano. Cuando nos deshidratamos, la boca es una de las primeras partes del cuerpo que lo sufren. La deshidratación subclínica crónica puede afectar de forma importante al medio bucal, alterando negativamente las poblaciones microbianas.

Muchos no tomamos los seis u ocho vasos de agua recomendados a lo largo del día. Encomendamos el aporte diario de líquido al café y los refrescos. Este tipo de bebidas no puede sustituir al agua. En realidad, puede producir un efecto deshidratante, que obliga a tomar más agua. La regla de oro es, por cada taza de café, té o soda que tomemos, beber como mínimo la mitad de esa misma cantidad de agua. De modo que si tomamos tres tazas de café al día, necesitamos otras dos de agua para igualar la ingestión que obtendríamos con solo cuatro tazas de agua. El alcohol reseca mucho el cuerpo. Por cada 30 ml de alcohol que consumimos, necesitamos tomar otros 160 ml de agua.

¿Cuánta agua necesitamos? Como he indicado anteriormente, lo recomendable suelen ser entre seis y ocho vasos al día. Un vaso equivale a unos 350 ml. La cantidad de agua que necesita la persona depende de su talla. Una persona grande precisa más agua que una pequeña. La regla de oro es beber un vaso (unos 350 ml) por cada 12 kg de peso. Por lo tanto, alguien que pese 45 kg necesita beber como mínimo cuatro vasos (unos 1,3 l) de agua al día. La de 90 kg requiere ocho vasos (unos 2,6 l).

La bebida más sana es el agua pura y limpia, sin ningún tipo de aromatizante, flúor ni fluoruro. Para evitar el cloro y el flúor debes utilizar algún tipo de filtro o purificador que pueda eliminar esas sustancias químicas. Si quieres agua aromatizada, añádele un poco de zumo de limón o lima.

El agua de coco es otra fuente de líquidos beneficiosa y natural. Es el líquido del interior del coco, rico en potasio y otros minerales, y solo contiene una quinta parte del azúcar de la mayoría de los zumos y refrescos. Es una bebida excelente para mantenerse hidratado, porque contiene electrolitos esenciales (minerales iónicos) que se pierden cuando nos deshidratamos. El agua de coco se ha hecho popular como bebida de rehidratación «natural» para deportistas, y es verdad que rehidrata el cuerpo mejor que el agua pura o las bebidas deportivas comerciales.[10]

VITAMINAS Y MINERALES

Una buena dieta aporta las vitaminas y los minerales que la persona necesita para estar sana. Sin embargo, hay algunos nutrientes importantes que no se suelen consumir en la cantidad adecuada. Tomar suplementos vitamínicos y minerales puede ayudar a estimular el sistema inmunitario, fortalecer los huesos y dientes, mejorar la salud bucal, alcalinizar el cuerpo (y la saliva) y favorecer una mejor salud general de todo el cuerpo.

Uno de los nutrientes más importantes para gozar de buena salud bucal es la vitamina C. Los seres humanos, a diferencia de la mayoría de los animales, no podemos producir nuestra propia vitamina C. La obtenemos de la fruta y la verdura. La vitamina C es soluble al agua y, como tal, no se almacena en cantidad apreciable en el cuerpo. Por esto necesitamos consumirla todos los días, lo cual significa comer fruta y verdura *frescas* a diario. La cocción destruye la vitamina C, por lo que los alimentos preparados suelen carecer en gran medida de este importante nutriente.

La vitamina C desempeña muchas funciones esenciales en el cuerpo. Es necesaria para la producción de colágeno, un tejido conectivo que mantiene unido nuestro cuerpo, incluidos los tejidos conectivos de alrededor de los dientes, y forma la estructura base sobre la que se forman los huesos y los dientes. Algunos de los síntomas de insuficiencia de vitamina C son sangrado de encías, dientes flojos, anemia y degeneración muscular. ¿Te das cuenta de que muchos de estos síntomas afectan a la salud bucal? La carencia de vitamina C puede dar paso a problemas dentales graves.

La carencia grave de vitamina C se manifiesta como escorbuto, una enfermedad que puede ser mortal. Muchas personas no toman la cantidad adecuada de productos frescos y, aunque es posible que no desarrollen el escorbuto en toda su virulencia, sí pueden padecer una carencia subclínica de vitamina C, que no deja de ser un problema grave y puede afectar negativamente a la salud de sus encías. Los estudios demuestran que el sangrado y la inflamación varían directamente con los cambios en la ingesta de vitamina C.[11]

En Estados Unidos y Canadá, la cantidad diaria recomendada (CDR) de vitamina C es de 60 mg al día. Es una cantidad suficiente para prevenir el escorbuto grave, pero no basta necesariamente para evitar una deficiencia subclínica. La vitamina C interviene en el proceso de desintoxicación interna y el funcionamiento del sistema inmunitario. En momentos de enfermedad o estrés, o al estar expuestos a la contaminación u otras toxinas, necesitamos mucha más vitamina C. En la vida diaria, estamos en contacto de forma permanente con gérmenes potencialmente dañinos, nos estresamos mucho, y estamos expuestos a toda clase de toxinas y contaminantes medioambientales, por lo que necesitamos mucha más vitamina C de la que establece la CDR. El doctor Linus Pauling, defensor desde siempre de la vitamina C y dos veces premio Nobel, proponía cantidades muy superiores, hasta de 4000 mg al día. La recomendación no era simplemente para evitar la carencia, sino para aprovechar la multitud de beneficios que la vitamina C reporta al cuerpo. Por razones similares, y por su gran importancia para la salud de los dientes y las encías, mi recomendación es tomar como mínimo entre 500 y 1000 mg al día.

Las vitaminas A y D son necesarias para el modelado y la mineralización de los huesos. La carencia de cualquiera de las dos puede provocar que los huesos y los dientes se ablanden. La falta de vitamina D, por ejemplo, provoca raquitismo en los niños y osteomalacia en los adultos. A la vitamina D se la conoce como vitamina de la «luz del sol», porque la exposición de la piel a la luz solar puede activar su producción. La adecuada exposición al sol todos los días es la mejor fuente de vitamina D. Sin embargo, la mayoría no recibimos suficiente luz solar. En invierno, cuando los rayos del sol son menos intensos, puede ser casi imposible tener una exposición suficiente para producir la vitamina D que necesitamos. Los estudios demuestran que la mayoría de las personas que viven y trabajan en recintos cerrados presentan falta de vitamina D. Esta es, sin duda, una de las razones de que en los países occidentales mucha gente sufra con la edad una gran pérdida ósea, por mucho calcio que tome. De hecho, los habitantes del Tercer Mundo, que toman mucho menos calcio pero están más expuestos al sol, tienen unos huesos mucho más fuertes. La CDR para la vitamina D es de 400 IU. Nuestro cuerpo puede producir esta cantidad con unos treinta minutos de exposición al sol. En invierno, hará falta una cantidad considerablemente mayor de tiempo.

Los dientes forman parte del esqueleto, y tener los huesos blandos significa tener unos dientes blandos. Para disfrutar de unos dientes fuertes, densos y sanos, hay que tener unos huesos fuertes, densos y sanos. Huesos y dientes se construyen con los mismos materiales. Cuando hablamos de los huesos, automáticamente pensamos en el calcio, el principal mineral de los huesos, y para tener unos huesos y unos dientes sanos, necesitamos la cantidad adecuada de calcio. Sin embargo, no es el único mineral de los huesos. Podemos tomar dos, tres y hasta cuatro veces más calcio que lo que estipula la CDR, pero no nos va a servir de nada si no tomamos las otras vitaminas y minerales necesarios para la formación de los huesos. Sin una adecuada cantidad de vitamina D, por ejemplo, los huesos se ablandan y debilitan, y la ingesta de suplementos de calcio es inútil. Algunos de los otros minerales necesarios para una sana formación de los huesos son el fósforo, el magnesio, el boro, el sulfuro, el zinc, el manganeso y la sílice.

Lamentablemente, se insiste demasiado en el calcio y no lo suficiente en los demás nutrientes, que tienen idéntica importancia. En Estados Unidos, la CDR de calcio está establecida en 1200 mg al día. Es más que suficiente; de hecho, probablemente sea demasiado. Muchas personas ingieren mucho menos de esta cantidad y a la vejez siguen teniendo los huesos fuertes. La Organización Mundial de la Salud recomienda entre 400 y 500 mg diarios. Es una cantidad más razonable. Las dietas occidentales tienen muchas fuentes de calcio: la leche, el queso, el yogur, el marisco, la verdura verde, las legumbres, los suplementos y toda una amplia variedad de alimentos reforzados con calcio.

Obtener calcio suficiente no es ningún problema. Más difícil es ingerir la cantidad adecuada de magnesio. La ingesta de magnesio en Norteamérica y Europa es en general la mitad de los recomendados 420 mg para los hombres y 320 mg para las mujeres. Las mejores fuentes de magnesio son las verduras de hoja, las legumbres, los frutos secos y las semillas —unos alimentos que, en general, no consumimos en la cantidad que debiéramos.

El calcio y el magnesio actúan como antagonistas, por lo que el exceso de uno puede producir una deficiencia del otro, o viceversa. Deben estar en equilibrio. La proporción de calcio y magnesio que hoy se recomienda es de aproximadamente 3-1. Sin embargo, las investigaciones de los doctores Guy Abraham y Harinder Grewal han demostrado que la proporción ideal se acerca más al 1-1.[12]

Ambos doctores registraron aumentos significativos (del 11%) de la densidad de los huesos en mujeres posmenopáusicas cuando solo se les daban 500 mg de calcio y se aumentaba el magnesio a 600 mg. En comparación, la ingesta de los niveles de la CDR de calcio y magnesio después de la menopausia no mejora la densidad de los huesos.

El exceso de calcio puede subir sus niveles en sangre y hacer que se deposite en partes del cuerpo donde no debe, como los riñones (cálculos), la superficie de los huesos (espolones), las arterias (aterosclerosis) e incluso los dientes (sarro). Para tenerlo controlado hay que limitar los suplementos de calcio e ingerir más magnesio.

NUTRIENTES IMPORTANTES PARA LA SALUD BUCAL		
Vitamina/Mineral	**CDR EE. UU.**	**Recomendado**
Vitamina A	1000 RE	
Vitamina B_1 (tiamina)	1,5 mg	
Vitamina B_2 (riboflavina)	1,7 mg	
Vitamina B_3 (niacina)	20 mg	
Vitamina B_6	2,0 mg	
Vitamina B_{12}	6 mcg	
Vitamina C	60 mg	500-1000 mg
Vitamina D	400 IU	
Vitamina E	30 IU	200-400 IU

NUTRIENTES IMPORTANTES PARA LA SALUD BUCAL		
Vitamina/Mineral	CDR EE. UU.	Recomendado
Folato	0,4 mg	
Calcio	1200 mg	400-600 mg
Magnesio	400 mg	400-600 mg
Selenio	70 mcg	
Ácido pantoténico	10 mg*	
Biotina	30 mcg*	
Cromo	50-200 mcg*	
Cobre	2,0 mg*	
Manganeso	5,0 mg*	
Molibdeno	250 mcg*	
Zinc	15 mg	
Yodo	150 mcg	
Ácido lipoico	50-100 mg*	
CoQ10	10-30 mg*	
Boro	3-5 mg*	

* No tiene CDR establecida. Los valores se refieren a dosis de mantenimiento seguras y adecuadas.

Sigue como mínimo la CDR todos los días, salvo lo señalado en la columna «Recomendado». Puede ayudarte un suplemento de otros nutrientes distintos de los de esta lista. Usa un suplemento o una mezcla de suplementos que te aporten tantos nutrientes como sea posible de los de la lista anterior.

El consumo de calcio suele ser demasiado alto y el de magnesio, demasiado bajo, de ahí que mucha gente tenga un desequilibrio entre ambos. Los suplementos de múltiples vitaminas y minerales no suelen servir de mucho, porque aportan demasiado calcio e insuficiente magnesio. Es recomendable añadir ente 200 y 400 mg de magnesio *sin* agregar calcio. Si tomas algún suplemento de calcio, limítalo a no más de entre 400 y 600 mg, y aumenta la ingesta total de magnesio a entre 400 y 600 mg, para que la proporción sea de 1-1. Abraham y Grewal utilizaron una proporción calcio-magnesio de 5-6, y señalan que una de 1-2 puede ser aún mejor. Un poco más de magnesio puede ser excelente para compensar el contenido superior de calcio habitual en la dieta.

Una dieta con más magnesio puede provocar reblandecimiento de las heces. Si así te ocurre, vuelve a la dosis original. Pasado cierto tiempo, a medida que el cuerpo se te adapte al magnesio, puedes probar a aumentar su cantidad. O, mejor aún, añade a la dieta alimentos con mayor contenido en magnesio.

Después del calcio, el fósforo es el mineral más abundante en el cuerpo humano. En torno al 85% se encuentra en los huesos y los dientes. La necesidad dietética de fósforo es más o menos la misma que la de calcio. La proporción ideal calcio-fósforo es de 1-1. El fósforo suele ser abundante en la dieta. La carne, los productos lácteos y los huevos son ricos en él. Para mantener unos huesos sanos también son importantes otros elementos. El boro, el zinc, el manganeso y la sílice son componentes menores de los dientes y los huesos, pero desempeñan importantes papeles funcionales en el metabolismo de los huesos y la reposición ósea.

Si padeces alguna enfermedad crónica, lo más seguro es que tu sistema inmunitario esté sobrecargado, y la probabilidad de que tengas una deficiencia de minerales es alta. Tomar suplementos nutricionales puede ser de gran ayuda para mejorar tu estado de salud. En la página 206 encontrarás algunos de los principales nutrientes necesarios para gozar de buena salud. De la mayoría de ellos debes tomar como mínimo las cantidades que estipula la CDR; la única excepción es el calcio, del que conviene tomar menos. En algunos casos, la CDR es inadecuada, y es recomendable tomar más. Para estados de salud concretos, el médico podrá recomendarte una mayor cantidad de determinados nutrientes.

EL CUIDADO DE LOS DIENTES

Además del *oil pulling*, debes mantener una buena higiene dental. Cepíllate los dientes después de las comidas todos los días. Usa dentífrico no fluorado. J. E. Philips, dentista e inventor de la técnica Phillips de desecado (consulta el capítulo 1), recomienda no cepillarse los dientes más de una vez al día. La razón es que el exceso de cepillado puede ser demasiado abrasivo. Si haces enjuagues con aceite de forma regular, no hace falta que te cepilles la boca después de *cada* comida. Hacer los enjuagues durante unos minutos al final del día es una buena forma de asegurar que, antes de acostarte, eliminas todas las partículas que pudieran quedar entre los dientes.

Acude regularmente al dentista para evitar que se te forme placa en los dientes y se produzcan infecciones. Si haces el *oil pulling* de manera habitual, no debes tener ningún problema para mantener la buena salud de tus dientes.

Cuando empieces a realizar el *oil pulling* por primera vez, es posible que los dientes presenten algún problema del que deba ocuparse el dentista, por ejemplo un absceso dental, una caries o sarro que haya que eliminar. En algunas personas, el duro calcio que forma el sarro puede tardar mucho tiempo en disolverse. Encargar al dentista que lo elimine te puede solucionar el problema y permitirá que las encías sanen, ya que el sarro causa inflamación crónica.

También debes pensar en otros posibles problemas, como los empastes de amalgama y las endodoncias. Lo ideal es eliminar de la boca todo tipo de metal. Si has de ponerte metal en ella, procura que sea oro u otro metal con el que seas compatible. Si quieres gozar de la mejor salud, debes sustituir los empastes de amalgama por otros compuestos, y eliminar las endodoncias. Sin embargo, como señalé en el capítulo 4, debes analizar todos los problemas posibles y tomar las decisiones que mejor te convengan.

Las intervenciones dentales importantes pueden ser caras y traumáticas. Puedes decidir no tener más de las que sean necesarias, o quizá esperar el momento oportuno para que te las hagan. En estos casos, has de tener alguna forma de protegerte de las toxinas que emiten las intervenciones que ya te hayan practicado. Hay determinados alimentos y nutrientes que son efectivos para interactuar con los metales pesados que se liberan en la boca. Son productos que neutralizan los efectos dañinos de los metales pesados o se adhieren a ellos, evitando que sean absorbidos por el cuerpo. En el apartado siguiente se explica cómo reducir la exposición al mercurio y otros metales pesados.

DESINTOXICACIÓN DE LOS METALES PESADOS

Si llevas empastes de amalgama u otros metales pesados en la boca, sigue las recomendaciones que se hacen en este apartado.

Los microminerales

Los microminerales como el zinc y el selenio intervienen en la producción de importantes enzimas necesarias para cientos de reacciones químicas que son fundamentales para una buena salud y para la propia vida. Cuando hay disponibilidad de metales como el mercurio y el níquel, se pueden usar en lugar de los minerales esenciales para fabricar estas enzimas, lo cual causa problemas. Si se usa mercurio en lugar de zinc, por ejemplo, la enzima resultante se hace disfuncional. No sirve para nada. La presencia de demasiadas enzimas disfuncionales de este tipo obstaculiza los procesos químicos del cuerpo, circunstancia que puede generar algún tipo de enfermedad. Si tomas una dieta con poco zinc y selenio o cualquier otro mineral esencial, y has empleado o ingerido metales pesados, estos minerales tóxicos pueden ocupar el sitio de los esenciales. Para defenderte de los efectos de los metales pesados, debes asegurarte de que tomas buena cantidad de los minerales esenciales. De este modo se diluyen los efectos nocivos de los metales pesados. Cuando se dispone de muchos minerales esenciales, son menos los metales pesados que tienen oportunidad de ser usados en la producción de enzimas.

Si tienes mercurio o níquel en la boca, debes tomar algún suplemento que contenga como mínimo la cantidad diaria recomendada de todos los minerales esenciales. La CDR establecida por el Departamento de Consumo Dietético de Estados Unidos para el zinc es de 12 mg para las mujeres adultas y de 15 mg para los varones adultos. Para el selenio es, respectivamente, de 55 y 70 mcg. También son necesarios 2 mg diarios de cobre. El zinc y el cobre trabajan juntos, por lo que se deben tomar juntos en una proporción de, más o menos, 8-1. De estos minerales puedes tomar el doble de la CDR, para asegurarte de que adquieres la debida protección.

Un exceso de zinc, selenio y cobre también puede ser tóxico, por lo que debes evitarlo. Sin embargo, el doble de la CDR está dentro de los límites de seguridad. Un mineral del que no debes tomar mucho es el hierro. No sobrepases lo que establece la CDR, a no ser que el médico te indique lo contrario.

Una dieta sana también aporta minerales esenciales adicionales, con lo que tu ingesta total diaria estará por encima del mínimo recomendado.

El tipo de dieta influye mucho en la absorción de los minerales presentes en los suplementos y los alimentos. La vitamina C y las grasas dietéticas aumentan la liberación de minerales esenciales de los alimentos durante la digestión y mejoran su índice de absorción. Las dietas bajas en grasa pueden contribuir a un déficit de minerales. Si, por ejemplo, se toma ensalada aderezada con poca o ninguna grasa, solo se absorbe una fracción de los minerales del alimento. Añadir una *buena* fuente de grasa puede duplicar, triplicar y hasta cuadruplicar la cantidad de minerales de la comida que se absorben. Buenas fuentes de grasas pueden ser los aguacates, los frutos secos, el queso, el aceite de oliva o el aceite de coco.

Te recomiendo que, al empezar el día, tomes como mínimo 1000 mg de vitamina C junto con un suplemento múltiple de vitaminas y minerales que contenga al menos la cantidad diaria necesaria de zinc y selenio. Toma los suplementos con el desayuno e incluye una buena fuente de grasas para asegurar la absorción de los minerales.

El cilantro

La naturaleza ofrece muchas formas de combatir la enfermedad y la toxicidad. Se sabe desde tiempos inmemoriales que las hierbas tienen propiedades curativas. En años recientes, una de ellas en particular ha ganado reputación por su capacidad de quelatar los metales pesados tóxicos del cuerpo. Es el *Coriandrum sativum*, conocido comúnmente como cilantro, perejil chino o coriandro. El cilantro o perejil chino son las hojas de la planta, y el coriandro, las semillas. Lo que ha adquirido fama de agente quelante natural son las hojas.

El cilantro pertenece a la familia de la zanahoria. En la cocina asiática y la mexicana se utiliza como guarnición o aromatizante. La afirmación de que es un poderoso agente quelante se basa en los estudios del doctor Yoshiaki Omura, fundador y presidente del College of Acupuncture and Electro-Therapeutics y director de estudios médicos de la Heart Disease Research Foundation, en Estados Unidos.

El doctor Omura observó que los antibióticos que se usan para tratar diversas infecciones en muchas ocasiones eran inefectivos en presencia de depósitos anormales de metales pesados como el mercurio, el plomo y el aluminio. El tratamiento riguroso con antibióticos y otros fármacos calmaba los síntomas durante un tiempo, pero al cabo de pocos meses las infecciones reaparecían. El estudio minucioso de los pacientes desveló que las infecciones sobrevivían en zonas localizadas del cuerpo donde también se acumulaban metales pesados. Los depósitos de metales pesados coexistían con las bacterias y los virus. El doctor Omura pensó que los metales pesados de algún modo reducían la eficacia de los medicamentos y permitían que las infecciones siguieran activas. Para un tratamiento eficaz de esos pacientes, además de administrar antibióticos, había que proceder a una desintoxicación de los metales pesados.

Las propiedades quelantes del cilantro se descubrieron casi de forma accidental. En 1995, el doctor Omura observó que pacientes que tomaban sopa vietnamita, que casualmente contenía cilantro, eliminaban con la orina una mayor cantidad de mercurio. Análisis posteriores revelaron que la ingesta de cilantro también aumentaba la excreción urinaria de plomo y aluminio. Cuando el cilantro se utilizaba junto con antibióticos, las infecciones se eliminaban mucho mejor. Otros profesionales de la medicina reconocieron las investigaciones del doctor Omura, cuyos descubrimientos fueron publicados en revistas científicas después de haber sido contrastados por otros especialistas.[13]

Bastaba con aproximadamente una cucharada de cilantro al día, una cantidad habitual en la preparación de los alimentos, durante tres semanas, para vaciar la mayor parte de los depósitos de metales pesados del cuerpo y permitir que los medicamentos hicieran su trabajo. El efecto purificador del cilantro no se limitaba al tracto digestivo, sino que eliminaba metales pesados de todo el cuerpo, incluidos pulmones, riñones, órganos endocrinos, hígado y corazón.

Cuando el dentista extrae los empastes de amalgama, tiene cuidado de que el paciente no ingiera ni aspire vapor o polvo de mercurio. Se coloca en la boca un pequeño tabique de goma con un potente tubo aspirador. Para evitar que el mercurio pase a la garganta, se lava y aspira la boca con agua a menudo. Pese a todas estas precauciones, al sacar el mercurio normalmente sus niveles en el cuerpo suben. El doctor Omura demostró que si el paciente toma cilantro a diario durante dos o tres semanas después de quitarse las amalgamas, el mercurio se elimina de forma eficaz.[14] Si se está expuesto a grandes cantidades de este metal, por ejemplo cuando se retiran empastes de amalgama, el doctor Omura recomienda tomar buena cantidad de cilantro varias veces al día. En sus estudios sobre las amalgamas, empleaba cápsulas de 100 mg de cilantro, que el paciente ingería cuatro veces al día.

Los estudios del doctor Omura sobre el efecto quelante del cilantro han sido confirmados de forma independiente por otros investigadores. Los del Departamento de Energía Atómica de la India han descubierto que el cilantro se puede emplear también para purificar el agua contaminada.[15] El cilantro actúa de filtro, y absorbe el mercurio del agua. Los investigadores observaron que eliminaba «con gran eficacia» las sustancias inorgánicas y el metilmercurio de las aguas subterráneas.

Incorporar el cilantro a la dieta es una buena forma de evitar envenenarte con mercurio, en especial si llevas empastes de amalgama. El cilantro es una hierba de sabor agradable que se puede utilizar como perejil en los condimentos y tomar directamente para refrescar el aliento. Es popular en la cocina india. Se puede emplear como parte de la verdura en bocadillos y ensaladas de todo tipo.

El cilantro tiene el potencial de movilizar de los tejidos más mercurio del que el cuerpo puede eliminar. La bilis, que se libera en el tracto digestivo, es una de las principales salidas de ese mercurio. Una dieta alta en fibra o los suplementos de clorela pueden ayudar a eliminar el mercurio y otros metales pesados del tracto digestivo.

La fibra dietética

La fibra dietética es la parte de los alimentos vegetales que las enzimas digestivas humanas no pueden digerir. Entra y sale del cuerpo casi intacta. Su contribución no se parece casi en nada a la de los nutrientes, pero su valor para mantener una buena función digestiva es incalculable. Tiene, además, otros beneficios, uno de los cuales es la capacidad de absorber las toxinas y los metales pesados del tracto digestivo y eliminarlos del cuerpo. La fibra también aumenta el tiempo de tránsito intestinal, con lo que disminuye el riesgo de que las toxinas se reabsorban antes de que se puedan expeler. Los alimentos más altos en fibra son también de los más sanos: las legumbres, los frutos secos, las semillas, los cereales integrales, la verdura y la fruta. La dieta debe ser rica en todos estos alimentos.

Determinados tipos de fibra son más efectivos que otros para quelatar y absorber los metales pesados y otras toxinas. Hay dos tipos principales de fibra dietética: soluble e insoluble. La pectina y la goma guar, que se utilizan como agentes espesantes en el procesado de alimentos, son ejemplos de fibra soluble. La fibra insoluble es la parte de los alimentos vegetales que se suele llamar «forraje». El salvado es un ejemplo de ella, de gran efecto quelante. La principal sustancia de la fibra que la convierte en agente quelante efectivo es el hexafosfato de inositol, o simplemente IP6.

El IP6 es un efectivo agente desintoxicante y un potente antioxidante. La mayoría de los estudios sobre el IP6 que se han realizado hasta la fecha tratan de su capacidad de estimular el funcionamiento del sistema inmunitario y combatir el cáncer.[16-18] También está demostrado que es útil para evitar la formación de cálculos renales.[19-20]

Los cereales integrales, los frutos secos y las legumbres contienen entre 1 y 6 g de IP6 por cada 100 g. Los productos elaborados con harina refinada y arroz blanco prácticamente no contienen IP6 y no sirven como agentes quelantes de los metales pesados. El maíz integral contiene unos 6 g, las semillas de sésamo 5 g, el trigo integral unos 4 g, y el arroz integral 2 g, todos por cada 100 g. El contenido de IP6 es especialmente alto en el salvado de trigo y en el arroz, en el primero casi el doble que en el segundo. El doctor Abulkalam Shamsuddin, profesor de Patología de la Facultad de Medicina de la Universidad de Maryland, reconocido como una de las principales autoridades sobre el IP6, recomienda tomar entre 1 y 2 g diarios como dosis de mantenimiento. Se puede obtener esta cantidad de alimentos como los cereales integrales, los frutos secos, las semillas, las legumbres, el salvado de trigo y el arroz o de los suplementos dietéticos. Una taza de arroz integral cocido aporta unos 2 g de IP6. Una cucharadita de salvado de trigo añadida a la comida también puede aportar la cantidad recomendada.

La clorela es un alga acuática especial que se usa como suplemento dietético para la desintoxicación de metales pesados. Se parece en muchos sentidos al salvado. Su parte fibrosa es la que atrae los metales pesados y otras toxinas del tracto digestivo y los elimina del cuerpo. Al igual que el IP6, se ha observado en diversos estudios que la clorela estimula el sistema inmunitario y combate el cáncer. Y, como ocurre con todas las fuentes de fibra dietética, también es beneficiosa para la función digestiva.

La clorela se puede adquirir en tabletas, polvo o líquido. La dosis estándar de mantenimiento diaria para los adultos es de 3 g o 30 ml de extracto líquido. Una cucharadita de polvo contiene 5 g. Lo habitual es empezar con la mitad de la dosis recomendada. Algunas personas no la toleran y desarrollan síntomas de tipo alérgico, como dificultad respiratoria, dolor en el pecho y picores. Si te aparecen estos síntomas, interrumpe la toma de clorela.

Puedes usar una mezcla de fibra dietética, salvado, IP6 y clorela para ayudar a eliminar el mercurio del cuerpo. Los puedes utilizar todos, pero no es necesario. Como parte de una dieta sana, debes tomar siempre alimentos que contengan la adecuada cantidad de fibra dietética. Los suplementos son una aportación extra.

No tomes por la mañana muchos alimentos ricos en IP6 ni suplementos dietéticos de IP6 o clorela junto con suplementos minerales. El efecto quelante del IP6 y la clorela puede reducir la absorción de minerales. Es mejor ingerir los suplementos de IP6 o clorela durante la comida y la cena o antes de ellas.

Los antioxidantes

Los metales pesados pueden interferir en muchos sistemas biológicos del cuerpo y dañarlos. Uno de los principales efectos negativos del mercurio y otros metales pesados es la creación de radicales libres dañinos. El mercurio es muy tóxico para las células vivas. Actúa como catalizador, y transforma los ácidos grasos poliinsaturados del interior de las membranas celulares en radicales libres. En consecuencia, la célula queda dañada, muere o muta (es decir, se hace cancerosa).

Una vez formado, el radical libre ataca de forma aleatoria a sus moléculas vecinas haciendo que se conviertan también en radicales libres. El proceso sigue indefinidamente, generando más y más radicales libres. Cuanta mayor es la cantidad de estos, más daño provocan. Afortunadamente, disponemos de una defensa contra estos terroristas destructivos: los antioxidantes, que en el proceso de neutralizar a los radicales libres se autoinmolan y, con ello, se agotan, por lo que hay que reponerlos de forma regular para mantener el control de los radicales libres.

¿De dónde obtenemos los antioxidantes? De los alimentos. Algunos de los nutrientes antioxidantes más importantes son las vitaminas A, C, E, el ácido lipoico y la CoQ10. Nuestro cuerpo también emplea determinados minerales esenciales como el zinc y el selenio para fabricar sus propios antioxidantes. La vitamina C es el principal antioxidante utilizado para combatir la intoxicación por mercurio. Una de las razones es que se puede tomar en cantidades bastante grandes sin peligro alguno. A los pacientes a los que se les retiran amalgamas de mercurio se les suelen administrar dosis elevadas de vitamina C por vía intravenosa, para prevenir los efectos tóxicos del mercurio que logra entrar en la sangre.

La mayoría de los antioxidantes son solubles al agua (la vitamina C) o a las grasas (las vitaminas A y C y la CoQ10). El ácido lipoico es único, en el sentido de que actúa en una variedad de tejidos corporales más amplia que otros antioxidantes, porque es soluble al agua y a las grasas. Su pequeño tamaño le permite entrar en zonas del cuerpo que no son de fácil acceso para muchas otras sustancias. Por ejemplo, puede penetrar en el núcleo de la célula y evitar que los radicales libres dañen el ADN. Al ácido lipoico colabora con las vitaminas C y E para regenerar el potencial antioxidante de estas después de que se han agotado en la lucha contra los radicales libres. A diferencia de otros antioxidantes, el ácido lipoico también produce un ligero efecto quelante.

Nunca podemos librarnos por completo de los radicales libres. Los llevamos constantemente, generados por diversas sustancias químicas y toxinas, e incluso como resultado de los procesos normales de la digestión y el metabolismo. Cualquiera que sea su origen, todos son dañinos, y hay que neutralizarlos. Mientras hay mercurio en el cuerpo, sigue generando radicales libres y agotando las reservas de antioxidantes.

Si llevas amalgamas de mercurio, es fundamental que incorpores a la dieta la adecuada cantidad de nutrientes antioxidantes. Es posible que los alimentos no basten para contrarrestar la destrucción que el mercurio causa, tanto el de la boca como el que se haya podido acumular en diversas partes de tu cuerpo, como el cerebro, el hígado o los riñones. Deberás tomar suplementos dietéticos.

La CDR establecida para la vitamina A en Estados Unidos es de 1000 RE, y para la vitamina E, de 30 IU. Actualmente, no hay una dosis recomendada para el ácido lipoico. Como suplemento nutricional, se suele recomendar una dosis de entre 50 y 100 mg al día. Se venden dos tipos de ácido lipoico: el alfa-lipoico R y el alfa-lipoico S. La forma R procede de fuentes naturales, y la S es sintética. La primera es dos veces más eficaz que la segunda.

Si eres diabético, antes de incorporar suplementos de ácido lipoico a tu dieta habla con el médico. Los suplementos pueden reducir los niveles de glucosa e insulina, por lo que deberás controlar el azúcar y ajustar la medicación como convenga.

LOS MEDICAMENTOS
Fármacos, alcohol y tabaco

Varios medicamentos que se emplean para tratar enfermedades sistémicas pueden causar complicaciones en la boca, desde efectos xerostómicos (sequedad bucal) hasta alteraciones en la estructura superficial del esmalte y las membranas mucosas. Más de cuatrocientos medicamentos tienen efectos xerostómicos secundarios, incluidos los analgésicos (aspirina, ibuprofeno), los antidepresivos tricíclicos, los antihistamínicos y los diuréticos. Incluso los productos parafarmacéuticos, como los antitranspirantes, producen un efecto deshidratante que puede reducir considerablemente la secreción de saliva. Durante el embarazo y en los niños, durante la dentición, la tetraciclina antibiótica puede provocar un desarrollo incompleto del esmalte de los dientes, o detenerlo totalmente. Un fármaco popular asociado con el crecimiento y desarrollo anormales de las encías es la ciclosporina, que se emplea como inmunosupresor para prevenir el rechazo de órganos y médula ósea trasplantados. También se usa para tratar la diabetes de tipo 2, la artritis reumatoide, la psoriasis, la esclerosis múltiple, la malaria, la sarcoidosis y otras varias enfermedades autoinmunes. Otros fármacos que interfieren en la salud de las encías incluyen ciertos agentes bloqueadores de los canales iónicos de calcio utilizados en el tratamiento de diversas dolencias cardíacas y la hipertensión, como la nifedipina y el verapamil. Lo mismo ocurre con la fenitoína, que se emplea en el tratamiento de la epilepsia y en el de diversos trastornos neurológicos.

Los antibióticos y esteroides suelen alterar la flora oral, creando un entorno que fomenta el crecimiento de hongos en la boca y todo el tracto gastrointestinal. La terapia hormonal puede estimular o frenar diferentes tipos de flora bucal, alterando así las micropoblaciones orales normales.

Los pacientes de cáncer son especialmente vulnerables a las complicaciones orales, debido a su menor resistencia a la infección y a los efectos de los fármacos y tratamientos contra su enfermedad. La quimioterapia provoca inflamación y ulceraciones dolorosas de las membranas mucosas de la boca y el tracto digestivo, dejando los tejidos expuestos a la infección. La radioterapia entorpece la división celular del tejido sano y de los tumores, y afecta a la estructura de las glándulas salivares y otros tejidos de la parte anterior de la boca. Después de la radioterapia, son habituales las complicaciones bucales. Un informe sobre salud bucal y terapia del cáncer elaborado por el Departamento de Salud y Servicios Humanos de Estados Unidos dice: «La radiación puede causar daños irreversibles en las glándulas salivares, cuya consecuencia puede ser un gran aumento de las caries dentales». Y continúa: «Las alteraciones en las mucosas bucales abren la puerta a la invasión de agentes patógenos, que pueden ser de suma gravedad para los pacientes inmunosuprimidos o a los que se les ha suprimido médula ósea».[21]

Los fármacos pueden afectar de forma muy importante a la salud oral. Si es posible, lo mejor es evitarlos. Cuando haya que aplicar radioterapia, es más necesario que nunca incorporar todo mi programa de terapia del *oil pulling* para mantener fuerte el sistema inmunitario y controlar los microbios dañinos.

Fármacos con efectos deshidratantes

Agentes contra el párkinson

Analgésicos

Anticonvulsivos

Antieméticos

Antiespasmódicos

Antihipertensivos

Antihistamínicos

Antináuseas

Antitranspirantes

Calmantes

Descongestivos

Diuréticos

Expectorantes

Medicamentos contra el resfriado

Psicotrópicos (depresores del sistema nervioso central, tranquilizantes)

Relajantes musculares

Sedantes

Supresores del apetito

Los fármacos, el alcohol y el tabaco deprimen el sistema inmunitario, lo cual estimula el crecimiento de bacterias. El alcohol y el tabaco dañan las membranas mucosas de la boca, facilitando así la entrada de las bacterias en la sangre. Lo mejor es evitar todo tipo de bebidas alcohólicas, el tabaco y los fármacos innecesarios.

Muchas personas observan que, a medida que mejora su estado de salud, no necesitan tomar tantos medicamentos, e incluso pueden prescindir de ellos por completo. Evidentemente, si cesa el dolor artrítico, no es necesario seguir con los analgésicos ni con los antiinflamatorios. No sigas tomando medicamentos por pura costumbre. Si no son necesarios, olvídate de ellos. De ese modo, tu salud avanzará más y mejor. Si estás tomando alguna medicina recetada por el médico, controla su eficacia, consúltalo con él, y poco a poco ve dejando los medicamentos. Muchas personas con enfermedades incapacitantes, como la artritis y la diabetes, han conseguido prescindir por completo de ellos.

LA DINÁMICA ÁCIDO/ALCALINO

La boca puede estar ácida, alcalina o ambas cosas. La boca es un sistema dinámico cuyo pH cambia constantemente. A veces está ácida (pH bajo) y otras veces puede estar alcalina. Sus diferentes partes suelen tener distintos niveles de pH. La boca puede estar literalmente ácida y alcalina.

El pH de la saliva puede variar entre 5,0 y 8,0, aunque la variación habitual oscila entre 6,0 y 7,4.[22] La variación del pH en estados de mala salud suele ser mayor que en un estado de buena salud. En una boca sana, el pH suele variar en 0,4 o menos. La persona enferma por lo general lo tiene más bajo que la sana. Durante el día el pH es más alto que por la noche. Cuando dormimos, la secreción de saliva prácticamente se detiene.

Los alimentos alteran el pH según sea su grado de acidez o alcalinidad. La naranja, por ejemplo, acidifica la boca. Los hidratos de carbono afectan al pH porque alimentan las bacterias productoras de ácido. La saliva amortigua los ácidos y aumenta el pH, pero si el nivel de azúcar en sangre es alto, también lo puede ser el de la saliva, de lo cual se benefician las bacterias. En la punta de la lengua o alrededor de los molares, el pH puede ser más bajo que detrás de los dientes frontales, junto a las glándulas salivares. Después de comer, el pH suele subir debido a la acción defensora de la saliva, y a continuación baja, cuando las bacterias se alimentan de las partículas de comida y producen ácidos, para subir de nuevo a los niveles normales al cabo de aproximadamente una hora después de haber comido. Mientras dormimos, dejamos de secretar saliva y, sin su acción defensora, el pH cae en picado; por esto es más bajo durante la noche y al despertarnos por la mañana que durante el día.

El pH de la boca es importante porque determina si los dientes se mineralizan o desmineralizan. Los minerales de la saliva cristalizan y refuerzan los dientes cuando el pH es relativamente alto (más alcalino), cosa que no ocurre cuando es bajo (más ácido), de modo que los dientes se recomponen o descomponen constantemente. El tiempo en que pasan por la fase de reconstitución o de desmineralización determina su fortaleza y su propensión a las caries. Por lo tanto, es conveniente tener alto el pH de la saliva (más alcalino) el mayor tiempo posible.

Los hábitos alimenticios influyen mucho en el nivel ácido/alcalino de la boca. Las bacterias bucales se alimentan de los hidratos de carbono que tomamos. Entre ellos están el azúcar común (sacarosa), la glucosa, la fructosa, el jarabe de maíz, el azúcar moreno, el no refinado, la miel, la melaza e incluso el almidón, que se encuentra en cereales, verduras y fruta. Después de comer, las bacterias producen ácidos durante aproximadamente treinta minutos. Si entre los dientes y los pliegues de la piel quedan partículas de comida, como suele ocurrir, las bacterias se pueden alimentar de ellas durante horas, liberando ácidos todo el tiempo. Tener limpia la boca es un paso importante para evitar las caries y la enfermedad de las encías.

Los alimentos con gran adherencia permanecen más tiempo sobre los dientes, por lo que suponen un riesgo mayor que los que se eliminan pronto de la boca. Caramelos, chucherías y bollería son peores que los zumos, que pueden contener la misma cantidad de azúcar. Los productos elaborados con harina refinada, incluido el pan blanco, pueden ser tan perjudiciales como los caramelos. El pan blanco, al masticarlo, se adhiere a los dientes. Al igual que la bollería, puede ser más dañino que los caramelos menos adherentes.

Muchos padres dan a sus hijos fruta deshidratada, como pasas, pensando que es sana. Sin embargo, es muy adherente, y tan mala para los dientes como los caramelos.

Sucede lo mismo con los refrescos. No se pegan a los dientes como los caramelos o los productos elaborados con harina, pero contienen ácidos. Estos ácidos, como los formados por las bacterias, pueden penetrar en el esmalte dental y estimular el crecimiento de bacterias formadoras de ácido.

Es recomendable tomar suplementos de vitamina C (también conocida como ácido ascórbico), pero no vitamina C masticable, ya que es muy ácida. En esta forma, es lo bastante fuerte para disolver el esmalte de los dientes. Se realizó un interesante estudio sobre la vitamina C masticable.[23] Sus autores disolvieron una tableta masticable en agua destilada y observaron los efectos que la solución producía en una boca sana. Al cabo de cuatro días, los dientes empezaron a disminuir de tamaño, y al octavo día su superficie eran tan blanda que se podía arrancar con la uña. Al tomar alimentos adherentes y ácidos, los ácidos no dejan de erosionar los dientes, los ablandan y los hacen susceptibles de caries.

Si tomas alimentos ácidos como tomates, cítricos y vinagre, debes hacerlo con las comidas, para que se diluyan y se eliminen de la boca.

La verdura fresca no se pega a los dientes y exige que se mastique bien, lo cual estimula el flujo de saliva. Una mayor cantidad de saliva ayuda a limpiar la comida de la boca y detener los ácidos. Añadir más verdura a la dieta es una magnífica forma de reducir los alimentos que favorecen las caries, que, de otro modo, se consumirían.

Algunos estudios sobre animales y humanos demuestran que la leche y sus derivados tienen poco potencial para producir caries, e incluso las pueden evitar.[24] La leche natural es especialmente beneficiosa porque contiene anticuerpos y enzimas que inhiben el crecimiento de bacterias.[25] La leche contiene lactosa, o «azúcar de la leche», pero las bacterias no la pueden utilizar tan fácilmente como otras formas de azúcar. Los productos lácteos alcalinizan la boca y, por su elevado contenido en calcio y fósforo, ayudan a remineralizar los dientes.[26] El queso es un potente estimulante de la saliva, contribuye a eliminar los demás alimentos y equilibrar el pH y, por consiguiente, es particularmente efectivo para proteger los dientes de las caries. El potencial anticaries de los productos lácteos se neutraliza por completo al añadir azúcar. El yogur helado o azucarado, por ejemplo, más que proteger de las caries, las fomenta.

Los frutos secos, en especial si llevan sal, también estimulan el flujo de saliva y pueden ayudar a prevenir las caries. Son una buena fuente de magnesio y microminerales, que contribuyen a la formación de huesos y dientes. Al ser relativamente duros, son un poco abrasivos, lo cual ayuda a limpiar la boca. Algunos, en especial los anacardos, contienen sustancias químicas que combaten todo tipo de bacterias causantes de caries.[27]

Desde que Alexander Fleming descubrió en 1928 que la penicilina mataba las bacterias, los científicos han utilizado extractos de hongos como antibiótico. También las setas contienen sustancias antibacterianas. Está demostrado que el extracto de diversas variedades de setas comestibles inhibe el crecimiento de la bacteria *S. mutans*, la principal causante de las caries.[28] Una de ellas es la *shiitake*, la seta comestible más famosa de Japón y muy popular en todas partes. Su consumo, y tal vez el de otras setas, puede ayudar a evitar la formación de placa dental y caries.

Al final de las comidas, solemos abusar de lo que menos nos conviene en los postres, con productos que nos dejan azúcar en la boca. Es mejor terminar con verdura fresca o algún producto lácteo.

Tomar agua durante las comidas o lavarse la boca con agua también es una buena forma de eliminar las partículas y el exceso de ácidos. Del mismo modo, es conveniente cepillarse los dientes después de cada comida, pero algunos dentistas advierten de que el exceso puede ser abrasivo.

Los alcoholes de azúcar, como el xilitol, el manitol y el sorbitol, que se utilizan como sustitutos del azúcar, no alimentan a las bacterias ni favorecen las caries. El xilitol es de particular interés. Los estudios demuestran que usarlo en lugar del azúcar se traduce en menos caries. Su efecto es mayor que simplemente el de evitar el azúcar; parece que el xilitol tiene una propiedad anticaries. En un estudio, por ejemplo, los niños que mascaron chicle edulcorado con xilitol tres veces al día durante dos años desarrollaron menos caries que sus compañeros de clase que mascaban chicle sin xilitol. Por esta razón, se suelen recomendar productos que contengan xilitol para evitar las caries.

Enjuagarse la boca con una solución de xilitol durante uno o dos minutos, o mascar chicle sin azúcar que contenga esta sustancia, es una buena forma de estimular la saliva y eliminar las partículas de comida. El xilitol en polvo se puede encontrar en la mayoría de las mejores tiendas de alimentos sanos y también *online*. Para preparar un «elixir bucal» con xilitol, puedes mezclar un poco con una pequeña cantidad de agua. Si quieres, le puedes añadir extracto de menta para que te refresque la boca.

También es bueno enjuagarse la boca con agua con sal. La sal estimula el flujo de saliva y tiene propiedades antisépticas. A lo largo de la historia, se ha utilizado como conservante de los alimentos, porque inhibe el crecimiento de las bacterias. En la comida, favorece la salivación, reduce el riesgo de desarrollar caries y mejora la digestión. Es preferible la sal marina a la común, porque contiene microminerales beneficiosos para la salud.

Otro factor que afecta a la salud bucal es la frecuencia de consumo de alimentos. Cuanto mayor sea, más riesgo se corre de desarrollar problemas dentales. Los tentempiés entre comidas pueden ser el peor enemigo, en especial si son dulces, patatas fritas, bollería, etc. Las bacterias producen ácido durante los treinta minutos posteriores al consumo de azúcar (si no se adhieren a los dientes). Si se toman tres productos dulces a la vez, los dientes quedan expuestos a unos treinta minutos de desmineralización ácida. Si esos tres dulces se toman por separado, uno cada media hora, el tiempo de exposición al ácido aumentará a noventa minutos. El efecto es tres veces peor. Asimismo, tomar refrescos entre las comidas es mucho más perjudicial que tomarlos con ellas. La ingesta frecuente de pequeñas cantidades de comida y picar continuamente, en especial si se trata de hidratos de carbono, mantiene los ácidos en la boca durante mucho tiempo, por lo que los dientes nunca tienen la oportunidad de recuperar los minerales perdidos.

Lo mejor es evitar los tentempiés entre las comidas. Si has de tomarlos, que sean queso, carne, huevos, frutos secos, verduras crudas o algo bajo en hidratos de carbono. Olvida los dulces. No solo aumentan los niveles ácidos, sino que invierten el flujo líquido entre los dientes, llevando ácidos y bacterias al interior de estos. Si tomas hidratos de carbono, al finalizar bebe agua y enjuágate la boca o mastica xilitol —chicle edulcorado—. Un poco de queso o unos frutos secos te ayudarán a contrarrestar los efectos ácidos de los hidratos de carbono.

Evita cenar tarde o poco antes de acostarte. Las partículas de comida que quedan en la boca durante la noche son un buen alimento para las hambrientas bacterias. Mientras duermes se detiene la producción de saliva, por lo que el ácido no tiene barrera alguna. La boca queda en estado ácido, y la desmineralización se prolonga toda la noche.

LOS PROGRAMAS DE DESINTOXICACIÓN

Si sigues como te he indicado el programa de terapia del *oil pulling*, es posible que empieces a notar una mejoría en pocos días. En general, los problemas menores se reducen en unas semanas. Las enfermedades crónicas pueden requerir varios meses, incluso un año o más. En el caso de otros

POTENCIAL DE PROVOCAR CARIES
DE LOS DIFERENTES ALIMENTOS

Potencial alto
Azúcares y siropes
Caramelos
Bollería
Postres congelados (helados, polos)
Cereales preparados
Fruta deshidratada
Patas fritas y similares
Refrescos (soda, ponche)
Zumo de fruta
Fruta enlatada con jarabe
Fruta edulcorada
Bebidas edulcoradas (ponche de huevo, leche con chocolate)
Gelatina y mermelada
Productos de harina blanca (pan, pasta, tortas)
Arroz blanco

Potencial medio
Verdura cocida (excepto legumbres)
Cereales integrales (trigo, maíz, escanda, arroz)
Cereales calientes (avena, trigo molido)
Fiambres con azúcar añadido
Pasta de cereales integrales
Fruta

Potencial bajo
Verdura cruda
Legumbres
Lácteos
Carne, pescado, aves
Huevos
Grasas y aceites
Té y café, sin azúcar
Sustitutos del azúcar (estevia, manitol, sorbitol)

Potencial para prevenir las caries
Queso
Frutos secos
Setas shiitake
Xilitol
Sal

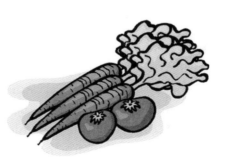

problemas, su curación completa puede precisar algo más que *oil pulling* y ajustes dietéticos.

Después de años de acumular toxinas y dañar los tejidos, para conseguir una recuperación completa, es necesaria una limpieza adicional u otros tratamientos. El *oil pulling* es un método de desintoxicación muy eficaz y, unido a otros sistemas de limpieza, puede generar una combinación muy potente, mejor que cualquiera de ellos por separado.

Hay muchos tipos y sistemas de desintoxicación. En la mayoría de las tiendas de alimentación sana se pueden encontrar programas o productos preparados. Los mejores de ellos tienen una larga tradición y han superado la prueba del tiempo. Casi ninguno requiere ayuda para su aplicación. Los métodos tradicionales como el ayuno, las dietas a base de zumos, la terapia del sudor (sauna) y demás siguen siendo el punto de referencia de la limpieza y la curación de la boca.

Explicar cada uno de los métodos de desintoxicación queda fuera del alcance de este libro, pero existen muchos volúmenes que se ocupan de estos temas. Uno de los mejores es el de este mismo autor, *The Detox Book: How to Detoxify Your Body to Improve Your Health, Stop Disease and Reverse Aging* (Manual de desintoxicación: cómo desintoxicar el cuerpo, detener la enfermedad e invertir el envejecimiento). En él se dan instrucciones detalladas sobre diversos métodos de desintoxicación, entre ellos el ayuno con agua y con zumos, la terapia de oxígeno, la desintoxicación con ejercicio físico, la terapia de calor, la limpieza de colon, la limpieza de riñones y de hígado, la desintoxicación herbal e incluso la limpieza mental/emocional. Se dan detalles sobre opciones dietéticas y se explica cómo y por qué funciona la desintoxicación.

Otro de mis libros que hablan también de la desintoxicación es *Coconut Water for Health and Healing*. Entre otras cosas, se explica la desintoxicación con agua de coco, un programa de limpieza mucho mejor que el ayuno con agua o zumos. Para más información sobre estos libros, consulta la Bibliografía.

MANTENIMIENTO Y TERAPIA DEL *OIL PULLING*
Mantenimiento

El *oil pulling* no sustituye al cepillado de la boca, que debes seguir haciendo después de comer a diario. Si no tienes caries ni enfermedad de las encías, los enjuagues con aceite una o dos veces al día puede ser todo lo que necesites para mantener la buena salud. Hay que realizar el *oil pulling* al menos una vez al día, por la mañana antes del desayuno. Se puede hacer dos veces, y el mejor momento es antes de comer o por la tarde, un poco después de cenar y antes de acostarte. Una vez hechos los enjuagues, no tomes nada antes de irte a la cama.

Uso terapéutico

Si tienes enfermedad de las encías, caries o cualquier problema de salud importante, te recomiendo que sigas el siguiente protocolo terapéutico. Haz *oil pulling* al menos tres veces al día, una antes de cada comida. Utiliza lo que yo denomino «aceite de coco medicamentado». Para elaborarlo, añade una gota de aceite de orégano o clavo por cada cucharadita de aceite de coco. Los aceites de orégano y clavo tienen muy buenas propiedades antimicrobianas que ayudan a matar las bacterias de la boca y también los virus, hongos y parásitos. Los dentistas usan el aceite de clavo como desinfectante oral. El olor que se suele percibir en la consulta del dentista procede de este aceite. Puedes utilizar los aceites esenciales que se venden en la mayoría de las tiendas de alimentos sanos, o conseguirlos por Internet. Son muy fuertes, y si se aplican puros pueden irritar la piel. Si tienes alguna infección bucal importante, puedes probar a tomar dos gotas por cada cucharadita de aceite de coco.

A continuación, añade el contenido de una cápsula de 30-50 mg de CoQ10. Son cápsulas difíciles de abrir. Intenta cortarla, póntela en la boca, extrae el contenido apretando con los dientes y tira el resto. Después toma una cucharada de mezcla de aceite de coco y orégano.

Está demostrado que la aplicación tópica de CoQ10 a las encías afectadas de gingivitis estimula la curación.[29] Sus propiedades antioxidantes y su capacidad de mejorar la producción de energía en el interior de los tejidos contribuyen al proceso de curación.

Aceite de coco medicamentado
- 1 cucharadita de aceite de coco
- 1 o 2 gotas de aceite de orégano o clavo
- 1 cápsula de 30-50 mg de CoQ10

Para el *oil pulling*, duplica o triplica las cantidades de esta receta, dependiendo del total de aceite que suelas emplear. Usa el aceite de coco medicamentado mientras tengas alguna infección activa en la boca.

Después de cepillarte los dientes por la mañana, enjuágate la boca con una solución de peróxido de hidrógeno al 3%. El peróxido de hidrógeno no es más que agua oxigenada

—agua con un átomo extra de oxígeno—. Los dentistas lo utilizan para blanquear los dientes y como desinfectante. Las bacterias, los virus y los hongos no toleran un exceso de oxígeno. Basta para matarlos una cantidad mínima de oxígeno extra en una solución al 3% de peróxido de hidrógeno (97% de agua y 3% de peróxido de hidrógeno). De esta forma, el peróxido de hidrógeno se convierte en un antiséptico útil y muy seguro, y en un eficaz elixir bucal. El peróxido de hidrógeno es más eficaz que los antisépticos comerciales y mucho más barato. Enjuágate la boca con una solución al 3% de peróxido de hidrógeno una vez al día, después de cepillarte los dientes, preferiblemente por la mañana, pues es cuando las poblaciones de bacterias son más altas.

Al entrar en contacto con los gérmenes el peróxido de hidrógeno, se libera oxígeno, lo cual hace que la solución burbujee o tome forma de espuma. Es señal de que está matando los gérmenes. La boca está llena de ellos; por esto una pequeña cantidad de solución genera espuma en la boca. Pásatela por toda ella y después escúpela. Lo puedes hacer en el lavabo porque básicamente no es más que agua y gérmenes muertos.

Si una infección persistente te provoca dolor, moja un algodón con peróxido de hidrógeno y aplícatelo en el diente. Mantenlo ahí diez minutos. Puedes repetirlo dos o tres veces al día, hasta que el dolor remita (suele desaparecer en veinticuatro horas). Si persiste más de tres días, acude al dentista.

Si tienes problemas dentales, es importante que mantengas la boca lo más limpia posible. Aunque no estés en casa, debes cuidar de la higiene. Si no te cepillas los dientes después de alguna comida, enjuágatelos con una solución de xilitol o una mezcla de bicarbonato y agua, para eliminar las partículas de comida y estabilizar el pH. Si no dispones de xilitol ni bicarbonato, enjuágate la boca con agua y sal.

El factor seguridad

El *oil pulling* es completamente inofensivo. No haces más que ponerte en la boca aceite vegetal, que es un alimento. Ni siquiera te lo tragas. ¿Qué puede haber más inocuo? Las mujeres lo pueden realizar durante la menstruación, el embarazo y la lactancia. Aunque no te encuentres bien o estés enfermo, puedes hacer el *oil pulling*, a no ser que alguna dolencia física te lo impida. Los enjuagues no interfieren en ningún medicamento, por lo que no tienen contraindicaciones. La única precaución es no tragárselo. En general, a partir de los cinco años se pueden hacer los enjuagues sin peligro de que la persona se trague el aceite.

RESUMEN DEL PROGRAMA

Seguir el programa de la terapia del *oil pulling* del doctor Fife, tal como se resume en este capítulo, mejorará los efectos limpiadores de los enjuagues y alterará de forma positiva y permanente las poblaciones microbianas de la boca. Las bacterias dañinas o que causan enfermedades se reducirán en favor de otras inofensivas, creando un entorno oral sano y mejorando la salud en general. A continuación se resumen los puntos principales del programa. Para más detalles, te remito a lo expuesto sobre cada tema en los capítulos anteriores.

Una dieta sana

La dieta ha de estar compuesta principalmente de fruta y verdura frescas (y preferiblemente orgánicas), carne, huevos, lácteos, frutos secos, semillas y cereales integrales. Hay que evitar los alimentos procesados y listos para tomar, y en particular los cereales refinados y los dulces. Abstente de aceites poliinsaturados e hidrogenados, dulces y cereales refinados.

Aceite complementario

Toma entre una y cuatro cucharaditas de aceite de coco todos los días. Utilízalo para cocinar o tómalo como suplemento dietético. Reduce o elimina el uso de otros aceites vegetales.

Ingesta de líquidos

Toma un vaso de 0,35 l de agua por cada 12 kg de peso. Es preferible el agua pura y limpia, sin fluoruro ni cloro.

Vitaminas y minerales

Toma un suplemento de vitaminas y minerales todos los días e incluye 500-1000 mg de vitamina C. Limita el suplemento de calcio a 400-600 mg y combínalo con al menos 400-600 mg de magnesio.

Cuidado dental

Cepíllate la boca y usa el hilo dental cuando sea necesario todos los días. Acude al dentista de forma regular. Si tienes endodoncias o empastes de amalgama, toma las medidas oportunas para resolver estos problemas como creas conveniente. En el caso de las amalgamas, para reducir la exposición al mercurio, sigue el plan de desintoxicación que se expone a continuación.

Desintoxicación del mercurio (si tienes empastes de amalgama)

Microminerales

Toma todos los días suplementos que contengan al menos la CDR de zinc (15 mg), selenio (70 mcg) y cobre (2 mg). El zinc y el cobre se deben ingerir en una proporción de 8-1. Toma los suplementos de minerales por la mañana, con el desayuno.

Cilantro

Toma todos los días una cucharada de cilantro fresco picado.

Fibra dietética

Consume alimentos con alto contenido en fibra, como verduras, frutos secos, semillas y cereales integrales, como parte de tu dieta diaria. Complementa esta con uno de los siguientes: una o dos cucharaditas de salvado de trigo, 1-2 g de IP6 o 3 g de clorela. Toma suplementos quelantes con la comida o la cena, o un poco antes (no ingieras suplementos minerales en el desayuno).

Antioxidantes

Toma todos los días un suplemento dietético que contenga al menos la CDR de vitamina A, vitamina E, ácido lipoico, CoQ10 y un mínimo de 1.000 mg de vitamina C. Toma los suplementos minerales con el desayuno.

Medicamentos

Evita todo medicamento que no sea estrictamente necesario y todos los productos que contengan tabaco o alcohol.

Mantener el pH adecuado

Controla cómo afectan al pH los alimentos que tomas. Reduce o elimina la mayoría de los dulces y productos elaborados con cereales refinados. En las comidas, toma hidratos de carbono. Evita picar entre horas. Si lo haces, toma alimentos que no favorezcan las caries. Después del almuerzo y la cena, enjuágate la boca con una solución de xilitol o bicarbonato, o con agua y sal. Si no dispones de otra cosa, hazlo con agua. También puedes cepillarte los dientes, pero enjuagarte la boca es más efectivo para controlar el pH y eliminar las partículas de comida.

Programas de desintoxicación

Se puede combinar el *oil pulling* con otras formas de desintoxicación para mejorar la limpieza y el proceso de curación, en especial en estados crónicos o de difícil tratamiento.

Mantenimiento y terapia

Para problemas dentales menores y el mantenimiento diario, hazte los enjuagues con aceite vegetal una o dos veces al día. Para problemas dentales o de salud más graves, usa aceite de coco medicamentado y enjuágate la boca con él tres veces al día. Si tienes alguna infección bucal, enjuágate con una solución de peróxido de hidrógeno al 3%, por la mañana, después de lavarte los dientes.

LOS BUENOS RESULTADOS

Los resultados que puedas conseguir dependerán de lo estricto que seas en el seguimiento del programa. Si no observas ninguno de los que esperabas, evalúa de nuevo si sigues el programa como debes. El punto en que se suelen incumplir más las normas es la dieta. Es fácil justificar que se toman alimentos que no favorecen la buena salud. Muchas veces no nos damos cuenta de la cantidad de alimentos de este tipo que ingerimos.

He hecho a propósito unas recomendaciones dietéticas muy amplias y sencillas, para que les sean fáciles de aceptar a quienes tienen sus propias opiniones y preferencias. La idea principal en la que se basan todas ellas es evitar aquellos alimentos que tengan el mayor potencial de afectar negativamente a la salud. Son los alimentos procesados y preparados para tomar, los que se venden en lata, bolsa, cartón o plástico. Salvo contadas excepciones, estos alimentos tienen escasos nutrientes y están repletos de aditivos cuestionables y posibles contaminantes. La dieta es el factor individual más importante de los que influyen en la salud. Si tienes problemas de salud, lo más probable es que la dieta tenga algo de responsabilidad en ello.

El *oil pulling* posee una gran fuerza, y si se combina con una buena dieta y otras actividades sanas, puede hacer maravillas para la salud. Es posible que no sea la respuesta para todos los problemas, pero tiene el potencial de aportar importantes mejoras. Hace posible que el cuerpo se autocure de muchas dolencias, incluidas las llamadas incurables.

Tal vez notes los cambios de forma inmediata, o tal vez tengas que esperar cierto tiempo. Las mejoras pueden ser lentas y sutiles, tanto que no observes nada hasta el día que recuerdes y digas: «Vaya, este año no he tenido la gripe» o «Esta primavera no me han molestado tanto las alergias». Lo que más vas a notar es una mejoría de la salud bucal: aliento más fresco, encías más sanas y dientes más limpios. Basta con esto para que el *oil pulling* merezca la pena.

NOTA PARA EL LECTOR

El oil pulling está ayudando a muchas personas a gozar de mejor salud. Quisiera saber cómo te ayuda a ti. Por favor, escríbeme y cuéntame tus experiencias. Puedes dirigirte a Piccadilly Books, Ltd., P.O. Box 25203, Colorado Springs, CO, 80936, USA, o al correo bruce@coconutresearch-center.org. Para más información sobre salud y nutrición, solicita una copia o suscripción gratuitas a mi *Healthy Ways Newsletter*. Las suscripciones solo están disponibles por correo electrónico. Para una muestra del boletín o para suscribirse gratuitamente, consulta www.coconutresearchcenter.org/newsletter-sample.htm.

MITOS Y FALSAS IDEAS SOBRE EL *OIL PULLING*

Internet está repleta de explicaciones, teorías y procedimientos sobre cómo y por qué funciona el *oil pulling* y los pasos que hay que seguir para su aplicación. Lamentablemente, gran parte de esta información es falsa. Debido a la grave falta de datos fiables sobre el *oil pulling*, Internet es una fuente importante de mitos y falsas ideas sobre el tema.

Debes tener en cuenta que en Internet cualquiera puede poner lo que se le antoje. No tiene que ser verdad ni exacto. En la Red abundan las informaciones falsas. Ten cuidado con la fuente que utilices. Si se trata de una institución académica o de investigación, o de alguien bien acreditado, la fiabilidad es bastante alta. Si solo es la opinión de alguien, es muy posible que lo que diga sea cuestionable.

Dada esta deficiente información de Internet, preveo que muchas personas tendrán preguntas sobre el tema. Este apartado está dedicado a responder algunas de ellas.

P: ¿Debo esperar como mínimo una hora después de beber agua para hacer el *oil pulling*?

R: En algunas fuentes se dice que si se toma algún líquido, hay que esperar como mínimo una hora antes de practicar el *oil pulling*. En realidad, es mejor tomar un poco de agua justo antes de hacerlo. De esta forma la persona está debidamente hidratada y puede producir la saliva necesaria para los enjuagues. Muchas veces, al despertarnos por la mañana estamos deshidratados. Hay que beber para estar hidratado antes de hacer el *oil pulling*.

P: Después de comer, ¿debo esperar al menos cuatro horas para hacer el *oil pulling*?

R: Puedes realizarlo a cualquier hora. Si se recomienda esperar hasta que se haya hecho la digestión, es porque los enjuagues pueden hacer que se liberen muchas mucosidades, que tal vez molesten al estómago y provoquen náuseas. Para la persona que empiece y no esté acostumbrada a ponerse aceite en la boca, es preferible esperar una hora después de comer. Para la que ya tenga práctica con el *oil pulling*, no es necesario.

P: ¿Debo utilizar solo aceite de sésamo o girasol?

R: No. Estos dos aceites suelen ser los que se recomiendan en Internet, pero no son mejores que cualquier otro ni tienen las mismas propiedades beneficiosas asociadas al aceite de coco, que es el que yo recomiendo.

P: ¿El *oil pulling* saca las toxinas de la corriente sanguínea a través de los vasos que hay en la boca?

R: Es una explicación popular de por qué los enjuagues con aceite pueden desintoxicar el cuerpo, pero no tiene sentido. Para eliminar las toxinas, deberían entrar en contacto directo con el aceite. Esto significa que el aceite tendría que ser absorbido a través de las membranas mucosas y pasar así a la sangre. A continuación debería tomar las toxinas e inmediatamente saltar de nuevo a través de las membranas mucosas y regresar a la boca antes de que lo arrastrara el flujo sanguíneo. Aunque fuera posible que el aceite entrara y saliera de la sangre de forma instantánea, ¿cómo iba a determinar qué sustancias son tóxicas y se deben eliminar, y cuáles son inofensivas y se las puede dejar tranquilas? Es imposible. El aceite desintoxica porque absorbe las bacterias y otros organismos de la boca, no de la sangre.

P: ¿He de usar una cucharada colmada de aceite?

R: No. Usa la cantidad que te sea más cómoda. Para muchas personas, una cucharada es demasiado. Mientras vas haciendo los enjuagues, la boca se te irá llenando de más saliva, de modo que no debes poner en ella demasiado aceite.

P: Algunos señalan que los efectos curativos del *oil pulling* se deben a los ácidos grasos esenciales del aceite. La persona que tiene escasez de ácidos grasos los absorbe hasta la sangre a través de la boca.

R: No vas a absorber ninguna cantidad apreciable de ácidos grasos porque te pongas aceite en la boca unos minutos y después lo escupas. La cantidad que emplees será la misma que la que escupas. Además, el ácido graso esencial del aceite de sésamo y de girasol es ácido linoleico (omega 6). Este ácido graso se encuentra en casi todos los alimentos, incluidos la carne, los huevos, la leche, la verdura, los cereales y los alimentos procesados. Una dieta normal contiene mucho más ácido linoleico del que pueda haber en una cucharada de aceite de sésamo o girasol. Así pues, la pequeña cantidad presente en el aceite que se emplea para los enjuagues no tendrá ningún efecto beneficioso.

P: ¿Debo usar para el *oil pulling* aceites vegetales prensados en frío u orgánicos?

R: La creencia de que los aceites menos refinados son más sanos que los refinados hace que en muchas páginas de Internet se recomienden, como única opción, aceites prensados en frío u orgánicos. El aceite orgánico o prensado en frío no funciona mejor que los refinados. En su conferencia original, el doctor Karach recomendaba aceite «refinado». En algunas páginas en las que se le cita se ha sustituido ese «refinado» por «prensado en frío» o «no refinado». No debes fiarte de lo que en Internet se diga del doctor Karach, porque en algunas páginas se han alterado sus palabras. Además, en otras se copian sin querer estos textos alterados.

P: ¿Debo esperar a que el aceite se vuelva de color blanco antes de escupirlo?

R: El color blanco se debe a los miles de diminutas burbujas de aire que se forman en la mezcla de aceite y saliva. El aceite se volverá blanco solo si ya es de color muy claro o incoloro. Si usas un aceite de color amarillo intenso, como el de maíz, o verde oscuro, como el de oliva, obtendrás al final un aceite amarillento o de color verde claro, no blanco. Por mucho tiempo que lo muevas por la boca, no se volverá blanco.

P: ¿Debo estar enjuagando veinte minutos completos?

R: Es como si preguntaras: «¿He de cepillarme todos los dientes?». Si solo dedicas un minuto al cepillado, ¿crees que el trabajo será completo? No. Lo mismo ocurre con el *oil pulling*. Debes dedicarle el tiempo adecuado, que es entre quince y veinte minutos. Sin embargo, si tienes prisa y solo puedes emplear entre cinco y diez minutos, es mejor que nada.

P: ¿Tengo que centrar la atención exclusivamente en la boca mientras hago los enjuagues?

R: No tienes que sentarte en la posición del loto y recitar mantras mientras haces el *oil pulling*. En algunas fuentes se aboga por no hacer nada y poner toda la atención en la boca al hacer los enjuagues. No es necesario. Puedes emplear el tiempo en realizar a la vez otras actividades. Así el tiempo pasa más deprisa y el ejercicio es más agradable. Mientras enjuagues, te puedes duchar, preparar el desayuno, dar un paseíto, leer el periódico o trabajar con el ordenador. Si al mismo tiempo que haces el *oil pulling* efectúas algo útil, es más probable que le dediques todo el tiempo necesario. Después, te será más fácil incorporar el *oil pulling* a la rutina diaria, y no será ninguna carga.

P: ¿El *oil pulling* lo puede curar casi todo?

R: El *oil pulling* no cura. Es un medio para eliminar los gérmenes de la boca, aliviando así el estrés excesivo del sistema inmunitario y con ello liberar el cuerpo para que propicie una mejor salud. Este proceso puede corregir muchos problemas de salud, pero no todos. No es realista pensar que el *oil pulling* puede acabar con todas las enfermedades. No debes desanimarte si no se resuelve algún problema de salud. La causa puede ser completamente ajena a la salud bucal o la función inmunitaria.

P: ¿Puedo conseguir los mismos resultados con solo ponerme el aceite en la boca?

R: No. Es como sentarse en el coche sin ponerlo en marcha. Estás en el coche pero no vas a ninguna parte. Para conseguir algo, debes arrancar el motor y avanzar. Del mismo modo, tienes que mover el aceite por la boca, empujando y tirando de él entre los dientes para sacar de ellos y de las encías todos los gérmenes.

P: Siempre que hago los enjuagues me atraganto. ¿Qué puedo hacer?

R: Es algo muy habitual en los principiantes a quienes no les gusta el sabor del aceite o no les agrada ponérselo en la boca. Con el tiempo, te acostumbrarás a tener aceite en la boca y esas sensaciones desagradables disminuirán. Entretanto, si empiezas a atragantarte, escupe el aceite. Tose para expulsar toda la mucosidad de la garganta, bebe un poco de agua y empieza de nuevo. También puedes darle un mejor sabor al aceite añadiéndole un par de gotas de aceite de canela o menta.

P: ¿Hay algún medicamento que no se deba tomar o que sea incompatible con el *oil pulling*?

R: El *oil pulling* es totalmente inocuo, y no interactúa con níngún medicamento.

P: Dado que el *oil pulling* desintoxica el cuerpo, ¿se puede hacer durante el embarazo o la lactancia?

R: El *oil pulling* reduce el estrés que sufre el cuerpo porque disminuye la carga bacteriana. De este modo, el sistema inmunitario es más eficaz, y esta mayor eficacia de hecho mejora el desarrollo del feto y la calidad de la leche.

P: ¿Por qué no observo la mejoría de la que otros hablan?

R: La principal razón de que no se observe mejoría es que no se sigue bien el programa. Por ejemplo, la persona continúa tomando comida basura, solo hace los enjuagues durante cinco minutos o menos, no los hace todos los días, o no bebe suficiente líquido y actúa de modo que no propicia una mejor salud. No puedes esperar mejorar si sigues haciendo cosas que mermen tu salud. Aun en el caso de que hagas todo lo que debes, has de dejar tiempo para que funcione. No esperes milagros de un día para otro. Pueden ser necesarios meses y hasta años, dependiendo de tus propias circunstancias. El origen de algunos problemas de salud no tiene nada que ver con la salud bucal ni el sistema inmunitario. En este caso, es posible que no respondan a la terapia de los enjuagues. Sin embargo, el hecho de que el *oil pulling* no pueda «curar» un problema concreto no significa que no sea útil. Como mínimo, contribuirá a tener la boca sana y, probablemente, a evitar problemas que, de otro modo, se plantearían en el futuro.

BIBLIOGRAFÍA

Anónimo, *Phillips Blotting Technique,* Price-Pottenger Nutrition Foundation.

Breiner, M. A. (1999), *Whole Body Dentistry*, Quantum Health Press.

Bryson, C. (2006), *Fluoride Deception*, Seven Stories Press.

Cutler, A. H. (1999), *Amalgam Illness Diagnosis and Treatment: What You Can Do to Get Better, How Your Doctor Can Help*, Andrew Hall Cutler.

Fife, B. (2005), *Coconut Cures: Preventing and Treating Common Health Problems with Coconut*, Piccadilly Books, Ltd.

Fife, B. (2014), *El milagro del aceite de coco*, editorial Sirio.

Fife, B. (2008), *Coconut Water for Health and Healing*, Piccadilly Books, Ltd.

Fife, B. (2001), *The Detox Book: How to Detoxify Your Body to Improve Your Health, Stop Disease and Reverse Aging*, 2.ª ed., Piccadilly Books, Ltd.

Fife, B. (2002), *The Healing Crisis*, 2.ª ed., Piccadilly Books, Ltd.

Fife, B. (2006), *Virgin Coconut Oil: Nature's Miracle Medicine*, Piccadilly Books, Ltd.

Groves, B. (2002), *Fluoride: Drinking Ourselves to Death*, New Leaf.

Huggins, H. (1993), *It's All in Your Head: The Link Between Mercury Amalgams and Illness*, Avery Publishing.

Huggins, H. (2002), *Solving the MS Mystery: Help, Hope and Recovery*, Matrix, Inc.

Huggins, H. y Levy, T. (1999), *Uninformed Consent: The Hidden Dangers in Dental Care*, Hampton Roads Publishing Company.

Kulacz, R. y Levy, T. E. (2002), *The Roots of Disease: Connecting Dentistry and Medicine*, Xlibris Corp.

Price, W. A. (1923), *Dental Infections, Vol. 1 & 2*, Price-Pottenger Nutrition Foundation.

_____ (2008), *Nutrition and Physical Degeneration*, 8.ª ed., Price-Pottenger Nutrition Foundation.

Stockton, S. (2000), *Beyond Amalgam: The Hidden Health Hazard Posed by Jawbone Cavitations*, 2.ª ed., Power of One Publishing.

Yiamouyiannis, J. (1993), *Fluoride the Aging Factor: How to Recognize and Avoid the Devastating Effects of Fluoride*, 3.ª ed., Health Action Press.

Ziff, S. (1986), *Silver Dental Fillings: The Toxic Time Bomb*, Aurora Press.

Los libros de Bruce Fife y Weston A. Price se pueden encontrar en tiendas de alimentación ecológica y en librerías especializadas. De no ser así, se pueden pedir *online* a Piccadilly Books Ltd. en www.piccadillybooks.com o a la Price-Pottenger Nutrition Foundation en www.ppnf.org.

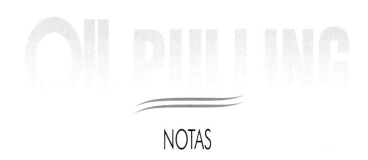

NOTAS

Capítulo 1

1. Cromie, W. J. (22 de agosto de 2002), «Discovering who lives in your mouth: Bacteria give clues to cancer and gum disease», *Harvard University Gazette*.

Capítulo 2

1. Pihlstrom, B. L., et al. (2005), «Periodontal diseases», *Lancet*, 366, págs. 1809-1820.

Capítulo 3

1. Hughes, R. A. (1994) «Focal infection revisited», *British Journal of Rheumatology*, 33, págs. 370-377.
2. Sconyers, J. R., et al. (1973), «Relationship of bacteremia to tooth-brushing in patients with periodontitis», *Journal of the American Dental Association*, 87, págs. 616-622.
3. Fine, D. H. y Stuchell, R. (1977), «Correlation of levels of inflammation and inward particle penetration in human gingival», *Journal of Dental Research*, 56, págs. 695-696.
4. Miller, W. D. (1891), «The human mouth as a focus of infection», *Dent Cosmos*, 33, págs. 689-695.

5. Hunter, W. (1900), «Oral sepsis as a cause of disease», *Lancet* 1900, i, págs. 215-216.
6. Hunter, W. (1921), «The coming of age of oral sepsis», *British Medical Journall*, 1, págs. 859-861.
7. Billings, F. (1912), «Chronic focal infections and their etiological relations to arthritis and nephritis», *Archives of Internal Medicine*, 9, págs. 484-498.
8. Rosenow, E. C. (1921), «Focal infection and elective localization of bacteria in appendicitis, ulcer of the stomach, cholecystitis and pancreatitis», *Surgery, gynecology & obstetrics*, 33 págs. 19-26.
9. Mayo, C. H. (1922), «Focal infection of dental origin», *Dental Cosmo*, 64, págs. 1206-1208.
10. US Department of Health and Human Services (2000), «Oral health in America: A report of the surgeon general», Rockville, MD, US, Department of Health and Human Services, National Institute of Dental and Craniofacial Research, National Institutes of Health, disponible en: http://www2.nidcr.nih.gov/sgr/sgrohweb/home.htm.
11. Eggleston, D. J. (1975), «Teeth and infective endocarditis», *Australian Dental Journal*, 20, págs. 375-377.
12. Spaulding, C. R. y Friedman, J. M. (1975), «Subacute bacterial endocarditis secondary to dental infection. A case report», *New York Medical Journal*, 41, págs. 292-294.
13. Kraut, R. A. y Hicks, J. L. (1976), «Bacterial endocarditis of dental origin: report of a case», *Journal of Oral Surgery*, 34, págs. 1031-1034.
14. Kaplan, E. L. (1977), «Prevention of bacterial endocarditis», *Circulation*, 56, págs. 139a-143a.
15. Oakley, C. M. (1979), «Prevention of infective endocarditis», *Thorax*, 34, págs. 711-712.
16. Thornton, J. B. y Alves, J. C. (1981), «Bacterial endocarditis. A retrospective study of cases admitted to the University of Alabama hospitals from 1969 to 1979», *Oral surgery, oral medicine, oral pathology, oral radiology*, 52, págs. 379-383.
17. Bayliss, R., et al. (1983), «The teeth and infective endocarditis», *Br Heart* J., 50, págs. 506-512.
18. Siegman-Igra, Y., et al. (1984), «Endocarditis caused by Actinobacillus actinomycetemcomitans», *European Journal of Clinical Microbiology & Infectious Diseases*, 3, págs. 556-559.

19. Lieberman, M. B. (1992), «A life-threatening, spontaneous, periodontitis-induced infective endocarditis», *Journal of the California Dental Association*, 20, págs. 37-39.
20. Anónimo (1998), «Bad teeth and gums a risk factor for heart disease?», *Harvard Heart Letter*, 9, pág. 6.
21. Millman, C. (1999), «The route of all evil», *Men's Health*, 14, pág. 102.
22. DeStefano, F., et al. (1993), «Dental disease and risk of coronary heart disease and mortality», *British medical journal*, 306, págs. 688-691.
23. Muhlestein, J. B. (2000), «Chronic infection and coronary artery disease», *Medical Clinics of North America*, 84, pág. 123.
24. Kozarov, E. V., et al. (2006), «Detection of bacterial DNA in atheromatous plaques by quantitative PCR», *Microbes and Infection*, 8, págs. 6887-6893.
25. Kozarov, E.V ., et al. (2005), «Human atherosclerotic plaque contains viable invasive Actinobacillus actinomycetemcomitans and Porphyromonas gingivalis», *Arteriosclerosis, Thrombosis, and Vascular Biology*, 25, págs. 17-18.
26. Beck, J. D., et al. (1996), «Periodontal disease and cardiovascular disease», *Journal of Periodontology*, 67, Supl., págs. 1123-1137.
27. Carter, T. B., et al. S(1992), «Severe odontogenic infection associated with disseminated intravascular coagulation», *General dentistry*, 40, págs. 428-431.
28. Currie, W. J. y Ho, V. (1993), «An unexpected death associated with an acute dentoalveolar abscess—report of a case», *British Journal of Oral and Maxillofacial Surgery*, 31, págs. 296-298.
29. Syrajanen, J., et al. (1989), «Dental infections in association with cerebral infarction in young and middle-aged men», *Journal of Internal Medicine.*, 225, págs. 179-184.
30. Mattila, K. J., et al. (1989), «Association between dental health and acute myocardial infarction», *British Medical Journal*, 298, págs. 779-781.
31. Mattila, K. J., et al. (1993), «Dental infections and coronary atherosclerosis», *Atherosclerosis*, 103, págs. 205-211.
32. Sikku, P., et al. (1992), «Chronic Chlamydia pneumoniae infection as a risk factor for coronary heart disease in the Helsinki Heart Study», *Annals of Intern Medicine*, 116, págs. 273-278.
33. Roivainen, M., et al. (2000), «Infections, inflammation, and the risk of coronary heart disease», *Circulation*, 101, págs. 252-257.

34. Morer, G. (1975), «Arthritis of the knee healed after dental avulsion», *La Nouvelle presse médicale*, 4, pág. 2338.
35. Miller, W. D. (1891), «The human mouth as a focus of infection», *Dental Cosmos*, 33, págs. 689-695.
36. Hunter, W. (1900), «Oral sepsis as a cause of disease», *Lancet* 1900, i , págs. 215-216.
37. Billings, F. (1912), «Chronic focal infections and their etiological relations to arthritis and nephritis», *Archives of Internal Medicine*, 9, págs. 484-498.
38. Billings, F. (1913), «Chronic focal infection as a causative factor in chronic arthritis», *Journal of Ammerican Medical Association*, 61, págs. 819-822.
39. Davidson, L. S. P., et al. (1949), «Focal infection in rheumatoid arthritis», *Annals of the Rheumatic Diseases*, 8, págs. 205-209.
40. Rashid, T. y Ebringer, A. (2007), «Rheumatid arthritis is linked to Proteus—the evidence», *Clinical Rheumatology*, 26, págs. 1036-1043.
41. Astrauskiene, D. y Bernotiene, E. (2007), «New insights into bacterial persistence in reactive arthritis», *Clinical and Experimental Rheumatology*, 25, págs. 470-479.
42. Kirdis, E., et al. (2007), «Ribonucleotide reductase class III, an essential enzyme for the anaerobic growth of Staphylococcus aureus, is a virulence determinant in septic arthritis», *Microbial Pathogenesis*, 43, págs. 179-188.
43. Lens, J. W. y Beertsen, W. (1988), «Injection of an antigen into the gingival and its effect on an experimentally induced inflammation in the knee joint of the mouse», *Journal of Periodontal Research*, 23, págs. 1-6.
44. Rubin, R., et al. (1976), «Infected total hip replacement after dental procedures», *Oral Surgery*, 41, págs. 18-23.
45. Schurman, D. J., et al. (1976), «Infection in total knee joint replacement, secondary to tooth abscess», *Western Journal of Medicine*, 125, págs. 226-227.
46. Jacobsen, P. L. y Murray, W. (1980), «Prophylactic coverage of dental patients with artificial joints: a retrospective analysis of thirty-three infections in hip prostheses», *Oral Surgery*, 50, págs. 130-133.
47. Lindqvist, C., et al. (1989), «Dental x-ray status of patients admitted for total hip replacement», *Proceedings of the Finnish Dental Society*, 85, págs. 211-215.

48. Newman, H. N. (1986), «Focal sepsis–modern concepts», *Journal Irish Dental Society*, 14, págs. 53-63.
49. Scannapieco, F. A., et al. (2001), «Oral bacteria and respiratory infection: effects on respiratory pathogen adhesion and epithelial cell proinflammatory cytokine production», *Annals of Periodontology*, 6, págs. 78-86.
50. Latronica, R. J. y Shukes, R. (1973), «Septic emboli and pulmonary abscess secondary to odontogenic infection», *Journal of Oral Surgery*, 31, págs. 844-847.
51. Rams, T. E. y Slots, J. (1992), «Systemic manifestations of oral infections», en Slots, J., *Contemporary Oral Microbiology and Immunology*, Taubaman, M.A. Editors, St. Louis, Mosby, págs. 500-510.
52. Loesche, W. J., et al. (1995), «A possible role for salivary bacteria in aspiration pneumonia», *Journal of Dental Research*, 74, pág. 127.
53. Von Mutius, E. (2007), «Of attraction and rejection–asthma and the microbial world», *New England Journal of Medicine*, 357, págs.1545-1547.
54. Kraft, M., et al. (2002), «Mycoplasma pneumoniae and Chlamydia pneumoniae in asthma: effect of clarithromycin», *Chest*, 121, págs. 1782-1788.
55. Gibbs, R. S., et al. (1992), «A review of premature birth and subclinical infection», *American Journal of Obstetrics and Gynecology*, 166, págs. 1515-1528.
56. Offenbacher, S., et al. (1993), «Actinobacillus actinomycetemcomitans infection associated with low birth weight», *Journal of Dental Research*, 72, pág. 2157.
57. Offenbacher, S., et al. (1996), «Periodontal infection as a risk factor for preterm low birth weight», *Journal of Periodontology*, 67(10 Suppl), págs. 1103-1113.
58. Moliterno, L. F., et al. (2005), «Association between periodontitis and low birth weight: a case-control study», *Journal of Clinical Periodontology*, 32, págs. 886-890.
59. Krejci, C. B. y Bissada, N. F. (2002), «Women's health issues and their relationship to periodontitis», *Journal of the American Dental Association*, 133, págs. 323-329.
60. Leon, R., et al. (2007), «Detection of Porphyromonas gingivlis in the amniotic fluid in pregnant women with a diagnosis of threatened premature labor», *Journal of Periodontology*, 78, págs. 1249-1255.

61. Herrera, J. A., et al. (2007), «Periodontal disease severity is related to high levels of C-reactive protein in pre-eclampsia», *Journal of Hypertension*, 25, págs. 1459-1464.
62. Mapstone, N. P., et al. (1993), «Identification of Helicobacter pylori DNA in the mouth and stomachs of patients with gastritis using PCR», *Journal of Clinical Pathology*.
63. Nguyen, A. M., et al. (1993), «Detection of Helicobacter pylori in dental plaque by reverse transcription-polymerase chain reaction», *Journal of Clinical Microbiology*, 31, págs. 783-787.
64. Van Dyke, T. E., et al. «Potential role of microorganisms isolated from periodontal lesions in the pathogenesis of inflammatory bowel disease», *Infection and Immunity*, 53, págs. 671-677.
65. Dickinson, C. J. (1999), «Mouth bacteria as the cause of Paget's disease of bone», *Medical Hypotheses*, 52, págs. 209-212.
66. Yoshihara, A. et al. (2004), «A longitudinal study of the relationship between periodontal disease and bone mineral density in community-dwelling older adults», *Journal of Clinical Periodontology*, 31, págs. 680-684.
67. Lerner, U. H. (2006), «Inflammation-induced bone remodeling in periodontal disease and the influence of post-menopausal osteoporosis», *Journal of Dental Research*, 85, págs. 596-607.
68. Ebisu, S. y Noiri, Y. (2007), «Oral biofilms and bone resorption», *Clinical calcium*, 17, págs. 179-184.
69. Nishimura, F., et al. (2003), «Periodontal disease and diabetes mellitus: the role of tumor necrosis factor-alpha in a 2-way relationship», *Journal of Periodontology*, 74, págs. 97-102.
70. Mealey, B. L. y Rethman, M. P. (2003), «Periodontal disease and diabetes mellitus. Bidirectional relationship», *Dentistry Today*, 22, págs. 107-113.
71. Mealey, B. L. y Oates, T. W. (2006), «Diabetes mellitus and periodontal diseases», *Journal of Periodontology*, 77, págs. 1289-1303.
72. Engebretson, S., et al. (2007), «Plasma levels of tumour necrosis factor-alpha in patients with chronic periodontitis and type 2 diabetes», *Journal of Clinical Pewriodontology*, 34, págs. 18-24.
73. Grossi, S. G. (2001), «Treatment of periodontal disease and control of diabetes: an assessment of the evidence and need for future research», *Annals of Periodontology*, 6, págs. 138-145.

74. Lacopino, A. M. (2001), «Periodontitis and diabetes interrelationships: role of inflammation», *Annals of Periodontolology*, 6, págs. 125-137.

75. Pucher, J y Stewart, J. (2004), «Periodontal disease and diabetes mellitus», *Current Diabetes Reports*, 4, págs. 46-50.

76. Aldous, J. A., et al. (1987), «Brain abscess of odontogenic origin: A case report», *Journal of the American Dental Association*, 115, págs. 861-863.

77. Marks, P.V ., et al. (1988), «Multiple brain abscesses secondary to dental caries and severe periodontal disease», *British Journal of Oral and Maxillofacial Surgery*, 26, págs. 244-247.

78. Andrews, M. y Franham, S. (1990), «Brain abscess secondary to dental infection», *General dentistry*, 38, págs. 224-225.

79. Hedstrom, S. A., et al. (1980), «Chronic meningitis in patients with dental infections», *Scandinavian Journal of Infectious Diseases*, 12, págs. 1117-1121.

80. Zachariades, N., et al. (1986), «Cerebral abscess and meningitis complicated by residual mandibular ankylosis. A study of the routs that spread the infection», *Journal of Oral Medicine*, 41, págs. 14-20.

81. Fernando, I. N. y Phipps, J. S. K. (1988), «Dangers of an uncomplicated tooth extraction. A case of Streptococcus sanguis meningitis», *British Dental Journal*, 165, pág. 220.

82. Perna, E., et al. (1981), «Actinomycotic granuloma of the gasserian ganglion with primary site in a dental root. A case report», *Journal of Neurosurgery*, 54, págs. 553-555.

83. Barrett, A. P. y Buckley, D. J. (1986), «Selective anaesthesias of peripheral branches of the trigeminal nerve due to odontogenic infection», *Oral Surgery*, 62, págs. 226-228.

84. Kim, J. M., et al. (2007), «Dental health, nutritional status and recent-onset dementia in a Korean community population», *International Journal of Geriatric Psychiatry.*, 22, págs. 850-855.

85. Nakayama, Y., et al. (2004), «Oral health conditions in patients with Parkinson's disease», *Journal of Epidemiology*, 14, págs. 143-150.

86. McGrother, C. W., et al. (1999), «Multiple sclerosis, dental caries and fillings: a case study», *Brtish Dental Journal*, 187, págs. 261-264.

87. Stein, P.S., et al. (2007), «Tooth loss, dementia and neuropathology in the Nun study», *Journal of the American Dental Association*, 138, págs. 1314-1322.

88. Zigangirova, N. A. y Gintsburg, A. L. (2007), «Molecular approach for development of new medicaments for chronic infections treatment», *Zh Mikrobiol Epidemiol Immunobiol*, (4), págs. 103-109.

89. Crippin, J. S. y Wong, K. K. «An unrecognized etiology for pyogenic hepatic abscesses in normal hosts: dental disease», *American Journal of Gastroenterology*, 7, págs. 1740-1743.

90. Kshirsagar, A. V., et al. (2005), «Periodontal disease is associated with renal insufficiency in the Atherosclerosis Risk in Communities (ARIC) study», *American Journal of Kidney Diseases*, 45, págs. 650-657.

91. Pollmacher, T., et al. «Influence of host defense activation on sleep in humans», *Advances in Neuroimmunology*, 5, págs. 155-169.

92. Kirch, W. y Duhrsen, U. (1992), «Erythema nodosum of dental origin», *Clinical Investigation*, 70, págs. 1073-1078.

93. Smith, A. G., et al. (1979), «Fulminant odontogenic sinusitis», *Ear Nose Throat Journal*, 58, págs. 411-412.

94. Miller, E. H. y Kasselbaum, D. K. (1995), «Managing periorbital space abscess. Secondary to dentoalveolar abscess», *Journal of the American Dental Association*, 126, págs. 469-472.

95. Ishak, M. A., et al. (1986), «Endogenous endophthalmitis caused by Actinobacillus actinomycetemcomitans», *Canadian Journal of Ophthalmology*, 21, págs. 284-286.

96. Bieniek, K. W. y Riedel, H. H. (1993), «Bacterial foci in the teeth, oral cavity, and jaw—secondary effects (remote action) of bacterial colonies with respect to bacteriospermia and subfertility in males», *Andrologia*, 25, págs. 159-162.

97. Shelley, W. B. (1969), «Urticaria of nine year's duration cleared following dental extraction», *Archives of Dermatology*, 100, págs. 324-325.

98. Russi, E. W., et al. (1996), «Septic pulmonary embolism due to periodontal disease in a patient with hereditary hemorrhagic telangiectasia», *Respiration*, 63, págs. 117-119.

99. Suzuki, J., et al. (1992), «A fatal case of acute mediastinitis caused by periodontal infection», *Nihon Kyobu Shikkan Gakkai Zasshi*, 30, págs. 1847-1851.

100. Marks, P. V, et al. (1988), «Multiple brain abscesses secondary to dental caries and severe periodontal disease», *British Journal of Oral and Maxillofacial Surgery Surg*, 26, págs. 244-247.

101. Losli, E. y Lindsey, R. (1963), «Fatal systemic disease from dental sepsis», *Oral Surgery Oral Med Oral Pathol*, 16, págs. 366-372.

102. Gallagher, D. M., et al. (1981), «Fatal brain abscess following periodontal therapy: a case report», *Mount Sinai Journal of Medicine*, 48, págs. 158-160.

103. Palank, E. A., et al. (1979), «Fatal acute bacterial myocarditis after dentoalveolar abscess, *American Journal of Cardiology*, 43, págs. 1238-1241.

Capítulo 4

1. Berlin, M. H., et al. (1969), «On the site and mechanism of mercury vapor resorption in the lung», *Archives of Environmental Health*, 18, págs. 42-50.

2. Kudak, F. N. (1965), «Absorption of mercury from the respiratory tract in man», *Acta Pharmacology Toxicology*, 23, págs. 250-258.

3. Svare, C. W., et al. (1981), «The effect of dental amalgams on mercury levels in expired air», *Journal of Dental Research*, 60, págs. 1668-1671.

4. Reinhardt, J. W., et al. (1979), «Mercury vapor expired after restorative treatment: preliminary study», *Journal of Dental Research*, 58, pág. 2005.

5. Ziff, S. (1986), *The Toxic Time Bomb*, Santa Fe, NM, Aurora Press.

6. Svare, C. W., et al. (1981), «The effect of dental amalgams on mercury levels in expired air», *Journal of Dental Research*, 60, págs. 1668-1671.

7. Heintze, V, et al. (1983), «Methylation of mercury from dental amalgam and mercuric chloride by oral streptococci in vitro», *Scandinavian Journal of Dental Research*, 91, págs. 150-152.

8. Huggins, H. (1993), *It's All In Your Head: The Link Between Mercury Amalgams and Illness,* Garden City Park, NY, Avery Publishing.

9. Gosselin, R. E., et al. (1984), *Clinical Toxicology of Commercial Products*, 5ª ed., Filadelfia, PA, William & Walkins.

10. Fagin, D. (enero de 2008), «Second thoughts about fluoride», *Scientific American.*

11. Skolnick, A. (1990), «New doubts about benefits of sodium fluoride», *JAMA*, 263, págs. 1752-1753.
12. Riggs, B. L., et al. (1990), «Effect of fluoride treatment on the fracture rate in postmenopausal women with osteoporosis», *New England Journal of Medicine*, 322, págs. 802-809.
13. Lee, L. (2004, octubre), «Fluoride alert», *To Your Health*.
14. US Department of Agriculture (1972), *Air Pollutants Affecting the Performance of Domestic Animals. Agricultural Handbook No. 380*, ed. rev., pág. 109.
15. Weinstein, L. H. (1983), «Effects of Fluorides on Plants and Plant Communities: An Overview», en Shupe JL, Peterson HB, Leone NC, (comps.), *Fluorides: Effects on Vegetation, Animals, and Humans*, Salt Lake City, Utah, Paragon Press, págs. 53-59.
16. Janet Raloff (1980, 19 de julio), «The St. Regis Syndrome», *Science News*, págs. 42-43.
17. Fagin, D. (2008, enero),»Second thoughts about fluoride», *Scientific American*.
18. Nelsons, D. G. A., et al. (1984), «Crystallographic structure of enamel surfaces treated with topical fluoride agents: TEM and XRD considerations», *Journal of Dental Research*, 63, págs. 6-12.
19. Jin, Y. y Yip, H. (2002), «Supragingival calculus: formation and control», *Critical Reviews in Oral Biology & Medicine*, 13, págs. 426-441.

Capítulo 5

1. Amith, H. V., et al. (2007), «Effect of oil pulling on plaque and gingivitis», *JOHCD*, 1, págs. 12-18.
2. Tritten, C. B. y Armitage, G. C. (1996), «Comparison of a sonic and a manual toothbrush for efficacy in supragingival plaque removal and reduction of gingivitis», *Journal of Clinical Periodontology*, 23, pág. 641-648.
3. Asokan, S., et al. (2008), «Effect of oil pulling on Streptococcus mutans count in plaque and saliva using Dentocult SM Strip mutans test: A randomized, controlled, triple-blind study», *Journal of Indian Society of Pedodontics and Preventive Dentistry*, 26, págs. 12-17.
4. Anand, T. D., et al. (2008), «Effect of oil-pulling on dental caries causing bacteria», *African Journal of Microbiology Research*, 2, págs. 63-66.

5. Asokan, S., et al. (2008), «Effect of oil pulling on Streptococcus mutans count in plaque and saliva using Dentocult SM Strip mutans test: A randomized, controlled, triple-blind study», *JISPPD*, 26, págs. 12-17.

Capítulo 6
1. Roberts, G. J., et al. (1997), «Dental bacteraemia in children», *Pediatric Cardiology*, 18, págs. 24-27.
2. Slanetz, L. W. y Brown, E. A. (1949), «Studies on the numbers of bacteria in the mouth and their reduction by the use of oral antiseptics», *Journal of Dental Research*, 28, págs. 313-323.

Capítulo 7
1. Price, W. A. (2008), *Nutrition and Physical Degeneration*, 8ª ed., La Mesa, CA, Price-Pottenger Nutrition Foundation.
2. Carroll, K. K. y Khor, H. T. (1971), «Effects of level and type of dietary fat on incidence of mammary tumors induced in female Sprague-Dawley rats by 7,12-dimethylbenzanthracene», *Lipids*, 6, págs. 415-420.
3. Reddy, B. S. y Maeura, Y. (1984), «Tumor promotion by dietary fat in azoxymethane-induced colon carcinogenesis in female F344 rats: influence of amount and source of dietary fat», *Journal of the National Cancer Institute*, 72, págs. 745-750.
4. Cohen, L. A. y Thompson, D. O. (1987), «The influence of dietary medium chain triglycerides on rat mammary tumor development», *Lipids*, 22, págs. 455-461.
5. Cohen, L. A., et al. (1984), «Influence of dietary medium-chain triglycerides on the development of N-Methylnitrosourea-induced rat mammary tumor», *Cancer Research* 44, págs. 5023-5028.
6. Mascioli, E. A., et al. (1987), «Medium chain triglycerides and structured lipids as unique nonglucose energy sources in hyperalimentation», *Lipids*, 22, págs. 421-423.
7. Fife, B. (2005), *Coconut Cures: Preventing and Treating Common Health Problems with Coconut*, Colorado Springs, CO, Piccadilly Books, Ltd.
8. Ershow, A. G., et al. (1991), «Intake of tapwater and total water by pregnant and lactating women», *American Journal of Public Health*, 81, págs. 328-334.

9. Dauteman, K. W., et al. (1995), «Plasma specific gravity for identifying hypovolaemia», *Journal of Diarrhoeal Diseases Research*, 13, págs. 33-38.

10. Fife, B. (2008), *Coconut Water for Health and Healing,* Piccadilly Books, Ltd.

11. Leggott, P. J., et al. (1986), «The effect of controlled ascorbic acid depletion and supplementation on periodontal health», *Journal of Periodontology*, 57, págs. 480-485.

12. Abraham, G. E. y Grewal, H. (1990), «Effect on the mineral density of calcaneous bone in postmenopausal women on hormonal therapy», *Journal of Reproductive Medicine*, 35, págs. 503-507.

13. Omura, Y. y Beckman, S.L. (1995), «Role of mercury (Hg) in resistant infections and effective treatment of Chlamydia trachomatis and Herpes family viral infections (and potential treatment for cancer) by removing localized Hg deposits with Chinese parsley and delivering effective antibiotics using various drug uptake enhancement methods», *Acupunct Electrother Res*, 20, págs. 195-229.

14. Omura, Y., et al. (1996), «Significant mercury deposits in internal organs following the removal of dental amalgam, & development of pre-cancer on the gingiva and the sides of the tongue and their represented organs as a result of inadvertent exposure to strong curing light (used to solidify synthetic dental filling material) & effective treatment: a clinical case report, along with organ representation areas for each tooth», *Acupunct Electrother Res*, págs. 133-160.

15. Karunasagar, D. et al. (2005), «Removal and preconcentration of inorganic and methyl mercury from aqueous media using a sorbent prepared from the plant Coriandrum sativum», *Journal of Hazardous Materials*, 118, págs. 133-139.

16. Vucenik, I., et al. (1997), «Comparison of pure inositol hexaphosphate and high-bran diet in the prevention of DMBA-induced rat mammary carcinogenesis», *Nutrition and Cancer*, 28, págs. 7-13.

17. Ullah, A. y Shamsuddin, A.M. (1990), «Dose-dependent inhibition of large intestinal cancer by inositol hexaphosphate in F344 rats», *Carcinogenesis*, 11, págs. 2219-2222.

18. Singh, R.P ., et al. (2003), «Inositol hexaphosphate inhibits growth, and induces G1 arrest and apoptotic death of prostate

carcinoma DU145 cells: modulation of CDKI-CDK-cyclin and pRb-related protein-E2F complexes», *Carcinogenesis*, 24, págs. 555-563.

19. Grases, F., et al. (1995), «A new procedure to evaluate the inhibitory capacity of calcium oxalate crystallization in whole urine», *International Urology & Nephrology*, 27, págs. 653-661.

20. Ohkawa, T., et al. (1984), «Rice bran treatment for patients with hypercalciuric stones: experimental and clinical studies», *Journal of Urology*, 132, págs. 1140-1145.

21. http://www2.nidcr.nih.gov/sgr/sgrohweb/chap5.htm.

22. Guyton, A. C. (1991), *Textbook of Medical Physiology*, 8ª ed., Filadelfia, PA, W. B. Saunders Company.

23. Giunta, J. L. (1983), «Dental erosion resulting from chewable vitamin C tablets», *Journal of the American Dental Association*, 107, págs. 253-256.

24. Rugg-Gunn, A. J., et al. (1975), «The effect of different meal patterns upon plaque pH in human subjects», *British Dental Journal*, 139, págs. 351-356.

25. Effert, F. M. y Gurner, B. W. (1984), «Reaction of human and early milk antibodies with oral streptococci», *Infection and Immunity*, 44, págs. 660-664.

26. McDougall W. (1977), «Effect of milk on enamel demineralization and remineralization in vitro», *Caries Research*, 11, págs. 166-172.

27. Weber, C. (2005), «Eliminate infection (abscess) in teeth with cashew nuts», *Medical Hypotheses*, 65, pág. 1200.

28. Shouji, N., et al. (2000), «Anticaries effect of a component from shiitake (an edible mushroom)», *Caries Research*, 34, págs. 94-98.

29. Hanioka, T., et al. (1994), «Effect of topical application of coenzyme Q10 on adult periodontitis», *Molecular Aspects of Medicine*, 15 Suppl, S241-248.

ÍNDICE TEMÁTICO

A

ABRAHAM, GUY 206
ABSCESO
  cerebral 69, 70, 86
  dental 41, 49, 209
ACEITE(S)
  de canela 248
  de clavo 123, 233
  de coco 13, 19, 22, 23, 143, 147,
    161, 163, 166, 167, 187, 196,
    197, 198, 199, 212, 233, 234,
    237, 239, 244
  de coco medicamentado 233, 234,
    239
  de girasol 12, 129, 137, 143, 151,
    166
  de menta 123
  de oliva 142, 196, 212
  de orégano 233, 234
  de sésamo 153, 244, 245, 246
  hidrogenados 237
  poliinsaturados 195, 237
  vegetales 166, 167, 182, 185, 188,
    194, 195, 196, 198, 237, 246
ÁCIDO(S)
  grasos de cadena media 197
  lipoico 219, 220, 238
ACNÉ 151, 154
AGUA 20, 21, 26, 46, 48, 75, 113,
  115, 116, 117, 118, 119, 122,
  124, 129, 139, 140, 146, 156,
  162, 163, 172, 196, 199, 200,
  201, 202, 214, 215, 219, 226,
  228, 229, 230, 232, 233, 234,
  235, 236, 237, 239, 244, 248
  de coco 201, 233
ALCOA 116, 117, 118, 120
ALCOHOL 27, 46, 70, 80, 88, 201,
  221, 223, 239
ALCOHOLES DE AZÚCAR 228
ALERGIAS 21, 46, 91, 130, 145, 241
ALGA 217
ALUMINIO 116, 213, 214
ALZHEIMER, ENFERMEDAD DE 87
AMEBAS 55
AMERICAN DENTAL ASSOCIATION 80,
  253, 257, 259, 260, 265
AMITH, H. V. 136, 262
ANDHRA JYOTI 130, 133, 135
ANTIBIÓTICOS 58, 59, 60, 62, 70, 72,
  74, 75, 76, 79, 82, 89, 92, 93, 98,

99, 173, 197, 213, 214, 221

ANTICUERPOS 28, 30, 31, 63, 65, 227

ANTIOXIDANTES 218, 219, 220, 234

ARROZ INTEGRAL 217

ARTRITIS 11, 12, 15, 16, 47, 48, 50, 52, 53, 54, 60, 68, 71, 72, 100, 108, 128, 130, 149, 150, 160, 181, 185, 221, 224

ASMA 58, 73, 74, 75, 76, 91, 127, 130, 134, 145, 146, 160

ATEROSCLEROSIS 60, 63, 66, 68, 71, 206

AZÚCAR 21, 22, 25, 27, 30, 34, 56, 57, 84, 85, 86, 136, 142, 149, 154, 180, 182, 185, 187, 188, 189, 190, 191, 192, 193, 194, 201, 220, 224, 225, 226, 227, 228, 229, 231

  en sangre 56, 136, 149, 190, 193, 224

B

BACTERIAS

  absceso cerebral 86

  boca enferma 173

  de la boca 15, 30, 50, 55, 57, 62, 67, 68, 72, 73, 81, 84, 86, 111, 136, 160, 174, 175, 192, 225, 233

  ecología 26, 175

  en la placa arterial 63, 66, 67

  flujo sanguíneo 42, 49, 50, 66, 78, 83

  nuevas especies 50

  productoras de ácido 34, 35, 36, 38, 192, 193, 224

  transmutación 57

BICARBONATO 34, 123, 140, 236, 239

BILLINGS, FRANK 52, 254, 256

BIOPELÍCULA 28

BORO 205, 208

BRONQUITIS 58, 73, 128

BURK, DEAN 121

C

CALCIO 31, 56, 65, 66, 117, 119, 204, 205, 206, 207, 208, 209, 221, 227, 237

CALMANTES 223

CAMPYLOBACTER JEJUNI 82

CANALES RADICULARES 82, 97, 99, 100

CÁNCER 14, 46, 58, 80, 91, 121, 128, 134, 181, 195, 196, 216, 217, 222

CANDIDA ALBICANS 79

CANDIDIASIS 79, 143, 144, 197

CARBONATO DE CALCIO 117

CARDIOPATÍA(s) 43, 47, 53, 60, 62, 63, 64, 65, 67, 91, 100, 160, 181, 183, 191, 194, 195, 196

  coronaria 62, 183

  reumática 62

CARIES 14, 16, 29, 30, 31, 34, 35, 36, 38, 41, 42, 43, 48, 64, 68, 69, 71, 87, 88, 93, 97, 98, 99, 116, 118, 119, 122, 139, 159, 160, 170, 181, 185, 186, 187, 188, 189, 192, 193, 198, 200, 209, 222, 225, 226, 227, 228, 229, 231, 233, 239, 259, 261, 262

CASPA 22, 23, 157

CAVIDADES NASALES 60, 146, 147, 154, 168

CEPILLADO DE LOS DIENTES 137, 138, 160, 165

CHICLE 107, 228, 229, 230

CHLAMYDIA PNEUMONIAE 63, 65, 74, 255, 257

CICLOSPORINA 221

CILANTRO 212, 213, 214, 215, 238

CITOCINAS 85, 90

CLORELA 215, 217, 218, 238

CLORO 201, 237

COÁGULOS DE LA SANGRE 66

COBRE 104, 112, 113, 207, 211, 212, 238

COLÁGENO 122, 202

COLITIS 54, 55, 58, 80, 81, 82

COMPLICACIONES DEL EMBARAZO 76

CONDUCTO RADICULAR 39

CoQ10 207, 219, 234, 238

CRISIS CURATIVA 167, 169, 170

CUIDADO DENTAL 44, 237

D

DEATH AND DENTISTRY 58
DEFECTOS CARDÍACOS CONGÉNITOS 62
DENTÍFRICO 115, 119, 121, 122, 123, 209
DENTINA 36, 37, 38, 97, 98, 193
DERMATITIS DEL PAÑAL 79
DESHIDRATACIÓN 27, 31, 46, 199, 200
DIABETES 14, 15, 27, 43, 50, 56, 60, 61, 84, 85, 86, 108, 127, 134, 149, 181, 191, 193, 194, 196, 221, 224, 258, 259
DIETA(S) 20, 21, 23, 27, 34, 62, 82, 86, 111, 169, 175, 178, 179, 180, 181, 182, 183, 184, 185, 187, 188, 189, 191, 192, 194, 195, 197, 198, 202, 208, 211, 212, 215, 216, 218, 220, 227, 237, 238, 240, 245
   bajas en grasa 212
DIGESTIÓN 30, 124, 130, 145, 148, 190, 212, 220, 229, 244
DOLOR
   de cabeza 69, 77, 86
   de dientes 128
DOULL, JOHN 120
DRIVER, DEAMONTE 69

E

ECCEMA 110, 111, 128, 152
ECLAMPSIA 77, 258
E. COLI 33, 79
EMBARAZO 60, 76, 77, 78, 103, 108, 221, 236, 248
EMPASTES
   de amalgama 101, 104, 105, 106, 108, 112, 124, 125, 210, 214, 215, 237, 238
ENCÍAS 11, 14, 15, 16, 17, 26, 28, 29, 30, 35, 37, 38, 39, 40, 41, 43, 47, 48, 49, 57, 61, 64, 65, 67, 68, 69, 72, 76, 82, 90, 92, 93, 95, 122, 132, 136, 141, 142, 143, 147, 149, 151, 152, 154, 157, 159, 160, 163, 172, 174, 181, 188, 189, 193, 194, 198, 202, 203, 209, 221, 225, 233, 234, 241, 248
   recesivas 43
   sangrantes 90
ENDOCARDITIS 50, 62, 254, 255
ENERGÍA 11, 13, 84, 112, 131, 147, 153, 188, 190, 234
ENFERMEDAD(ES)
   de Crohn 80, 82
   degenerativa 91, 102, 182
   de las encías 29, 35, 40, 61, 64, 65, 67, 68, 69, 90, 93, 122, 159, 160, 181, 188, 189, 193, 194, 198, 225, 233
   de Paget 83
   de Parkinson 87, 259
   inflamatorias del intestino (IBD) 80
   periodontal 39, 40, 41, 42, 43, 44, 61, 65, 76, 83, 85
   pulmonar obstructiva crónica 73
   respiratorias 73
ENFISEMA 73
ENZIMAS 13, 27, 28, 30, 34, 36, 40, 79, 109, 122, 149, 190, 192, 210, 211, 215, 227
   digestivas 34, 36, 79, 215
ESCLEROSIS
   lateral amiotrófica 102
   múltiple 58, 87, 91, 106, 108, 221
ESCORBUTO 203
ESMALTE 30, 31, 36, 37, 38, 97, 117, 118, 221, 226
ESTAÑO 104
ESTEROIDES 75, 221
ESTOMATITIS 148
ESTREÑIMIENTO 148
ESTREPTOCOCOS 57, 58, 69, 80
   pneumoniae 32, 63, 65, 73, 74, 255, 257
   S. aureus 33
   S. mutans 30, 33, 139, 140, 228
   S. sanguis 65, 66
ESTRÉS 21, 27, 43, 73, 80, 82, 86, 88, 203, 247, 248
EVALUACIÓN DE LAS ENFERMEDADES PERIODONTALES 43

F

FÁRMACOS 80, 98, 128, 129, 169, 197, 213, 221, 222, 223
FATIGA CRÓNICA 9, 12, 15, 91, 110
FIBRA DIETÉTICA 215, 216, 217, 218
FIBROMIALGIA 9, 156
FISCHER, MARTIN H. 58
FLEMING, ALEXANDER 228
FLUOROSIS 116, 117, 118, 119
FLUORURO 115, 116, 117, 118, 119, 120, 121, 122, 123, 124, 125, 201, 237
FOSFATO 31, 116
FÓSFORO 205, 208, 227
FRUTOS SECOS 190, 205, 212, 216, 217, 227, 230, 237, 238
FUMAR 147

G

GARAVAGLIA, JAN 89
GÁRGARAS CON ACEITE 127, 166
GEHRIG, LOU 101, 102, 103, 109
GENCO, ROBERT J. 64
GINGIVITIS 16, 31, 39, 40, 41, 42, 49, 63, 78, 87, 136, 137, 138, 234, 262
GLICERINA 123
GLÓBULOS BLANCOS 56, 109, 196
GLOSITIS 148
GLUCOSA 36, 84, 220, 225
GRASA 140, 172, 182, 183, 187, 194, 195, 212
  saturada 194, 195
GREWAL, HARINDER 206, 208, 264
GRIFFITHS, JOEL 120
GUYTON, ARTHUR C. 200, 265

H

HALITOSIS 15, 35
HELICOBACTER PYLORI 63, 65, 258
HEMOFILIA 56
HEMORROIDES 147, 148
HERPES 58, 63, 65, 67, 86, 89, 90, 144, 145
  labial 89

HEXAFOSFATO DE INOSITOL 216
HIDRATOS DE CARBONO 25, 27, 30, 34, 35, 36, 86, 180, 187, 189, 190, 192, 194, 224, 225, 230, 239
HIERRO 102, 212
HIPÓCRATES 48, 71
HONGOS 23, 25, 29, 46, 49, 50, 55, 59, 79, 88, 92, 132, 196, 197, 221, 228, 233, 235
HORMONAS 27, 83, 120, 154, 155
HSV-1 63, 67, 89. *Véase Herpes*
HUESOS 37, 40, 68, 82, 83, 118, 119, 120, 121, 202, 204, 205, 206, 208, 227
HUGGINS, HAL 108, 112, 124, 125, 126, 251, 252, 261
HUMAN PAPILLOMAVIRUS 23

I

INDIOS MOHAWKS 120
INFARTO 48, 61, 62, 63, 64, 65, 67, 70
INFECCIÓN(ES)
  focal 47, 51, 56, 59, 60, 62, 63, 69, 71
  pulmonares 60, 63, 73
INFLAMACIÓN 15, 21, 40, 41, 42, 43, 47, 49, 54, 56, 57, 64, 66, 68, 72, 74, 83, 84, 85, 86, 87, 90, 91, 122, 148, 173, 193, 195, 196, 203, 209, 222
INSTITUTO KLES, ESTUDIO 136, 138
INSULINA 84, 85, 86, 108, 190, 191, 220
INTESTINOS 14, 29, 79
IP6 216, 217, 218, 238
IT'S ALL IN YOUR HEAD 108, 251

J

JOURNAL OF ORAL HEALTH AND COMMUNITY DENTISTRY 136
JOURNAL OF PERIODONTAL RESEARCH 62, 256

K

KARACH, F. 13, 24, 128, 129, 166, 246

L

L. ACIDOPHILUS 139
LECHE MATERNA 197
LEE, LITA 10, 11, 119, 121, 122, 124, 262
LEGUMBRES 205, 216, 217, 231
LENGUA 9, 11, 13, 14, 20, 26, 28, 35, 50, 141, 144, 148, 152, 154, 161, 224

M

MAGNESIO 205, 206, 207, 208, 227, 237
MAÍZ 195, 217, 225, 231, 246
MAL ALIENTO. *Véase Halitosis*
MALASSEZIA GLOBOSA 23
MALNUTRICIÓN 46, 192
MANGANESO 205, 208
MANITOL 228, 231
MATERIALES DENTALES 112
MAYO, CHARLES H. 51, 56, 80, 254
MEDICINA AYURVÉDICA 13
MEEHAN, ROBERTA M. 28
MEINIG, GEORGE E. 99, 101, 117
MEMBRANAS MUCOSAS 32, 48, 74, 79, 116, 129, 145, 221, 222, 223, 245
MENINGITIS 86, 87, 259
MERCURIO 102, 103, 104, 105, 106, 107, 108, 109, 110, 111, 112, 113, 115, 125, 126, 210, 211, 213, 214, 215, 218, 219, 220, 238
  desintoxicación del 238
  odontología sin 125
METALES PESADOS 102, 210, 211, 213, 214, 215, 216, 217, 218
MICOPLASMA(S) 32, 73
MICROMINERALES 210, 227, 229
MINERALES 31, 37, 124, 192, 201, 202, 205, 207, 208, 211, 212, 218, 219, 225, 230, 237, 238
MUCOSIDADES 39, 146, 147, 154, 161, 168, 169, 244
MUHLESTEIN, BRENT 63, 255

N

NATIONAL HEALTH AND NUTRITIONAL EXAMINATION STUDY 64
NATIONAL RESEARCH COUNCIL 199
NEISSERIA(S) 32, 73
NEUMONÍA 48, 58, 70, 73, 74
NÍQUEL 110, 113, 211
NUTRITION AND PHYSICAL DEGENERATION 186, 252, 263

O

ODONTOLOGÍA
  biológica 115, 124, 125, 126
  ecológica 125
  holística 125
OMURA, YOSHIAKI 213, 214, 215, 264
ORO 104, 105, 110, 112, 113, 114, 200, 201, 210
OSTEOPOROSIS 43, 56, 60, 82, 83, 91, 119, 258, 262

P

PAULING, LINUS 203
PENICILINA 59, 228
PEREJIL CHINO. *Véase Cilantro*
PERIODONTITIS 40, 41, 42, 49, 88, 253, 255, 257, 258, 265
PERÓXIDO DE HIDRÓGENO 234, 235, 239
PERROS 28
PHILLIPS, JOSEPH 15
PIONEER MATCH INDUSTRIES 134
PIORREA 39, 40. *Véase Periodontitis*
PLACA
  arterial 63, 66, 67
  dental 15, 16, 29, 39, 65, 67, 123, 136, 137, 138, 139, 140, 228
PLATA 104
PLOMO 115, 116, 213, 214
PREECLAMPSIA 77
PRICE, WESTON A. 7, 51, 52, 53, 54, 55, 56, 57, 58, 71, 72, 80, 96, 98,

100, 181, 182, 183, 184, 185, 186, 187, 189, 194, 198, 251, 252, 263
PROCESAMIENTO DE LOS ALIMENTOS 183
PROGRAMAS DE DESINTOXICACIÓN 21, 22, 230, 239
PROLAPSO DE LA VÁLVULA MITRAL 62
PRÓSTATA 148
PROTEÍNA DE ASOCIACIÓN Y AGREGACIÓN PLAQUETARIA 66
PRÓTESIS 60, 68, 72
    en las articulaciones 68
PROTOZOOS 25, 29, 50, 55, 88, 92, 132, 196
PRUEBA DE COMPATIBILIDAD 114
PULMONES 50, 61, 70, 73, 74, 78, 128, 147, 214
PULPA 37, 38, 41, 52, 198

Q

QUERATOSIS PILARIS 152
QUESO 192, 205, 212, 227, 230
QUÍMICA DE LA SANGRE 55, 91, 173, 179
QUIMIOTERAPIA 222

R

RADICALES LIBRES 195, 198, 218, 219, 220
RADIOTERAPIA 222
RAO, TUMMAL KOTESWARE 129, 130, 131, 133, 148
REMINERALIZACIÓN 37
RESULTADOS ADVERSOS DEL EMBARAZO 60
ROOT CANAL COVER-UP 99, 101
ROSENAU, MILTON J. 52, 80
ROSENOW, EDWARD C. 56, 57, 58, 80, 254
RUSH, BENJAMIN 71
RUTH, BABE 101

S

SAL 154, 227, 229, 236, 239
SALIVA 13, 27, 28, 29, 30, 31, 34, 35, 49, 107, 112, 114, 139, 140, 161,

162, 163, 165, 172, 193, 200, 202, 221, 224, 225, 227, 229, 230, 244, 245, 246, 262, 263
SALUD
    cardiovascular 62
    dental 16, 29, 48, 55, 56, 59, 61, 62, 64, 68, 71, 78, 84, 86, 87, 96, 97, 123, 124, 160, 186, 187, 198, 199
SARRO 14, 16, 39, 66, 122, 206, 209
SELENIO 207, 210, 211, 212, 219, 238
SEMILLAS DE SÉSAMO 217
SETAS 228
SHAMSUDDIN, ABULKALAM 217, 264
SHIITAKE, SETAS 228, 231, 265
SÍLICE 114, 205, 208
SÍNDROME PREMENSTRUAL 155
SISTEMA
    inmunitario 21, 22, 23, 27, 46, 65, 69, 70, 73, 83, 85, 87, 88, 89, 90, 100, 101, 108, 109, 110, 129, 133, 167, 169, 179, 196, 197, 202, 203, 208, 216, 217, 222, 223, 247, 248, 249
    nervioso 86, 223
SOCRANSKY, SIGMUND 174
SODA 200, 231
SOLVING THE MS MYSTERY 252
SORBITOL 228, 231
STOCK, ALFRED 105
SUEÑO 153
SULFURO 205
SUPERGÉRMENES 58

T

TABACO 27, 46, 88, 221, 223, 239
TENSIÓN ARTERIAL ALTA 77
TERAPIA
    del oil pulling 10, 93, 139, 140
    hormonal 222
THE HEALING CRISIS 170, 251
TIROIDES 118, 120
TRACTO
    digestivo 14, 27, 46, 50, 79, 81, 82, 188, 190, 214, 215, 216, 217, 222

intestinal 14, 57, 79, 80
TRASTORNOS AUTOINMUNES 109
TRIGO INTEGRAL 217
TÚBULOS 97, 98, 172, 193

U

ÚLCERA 49, 57, 80, 110, 148

V

VÁLVULAS ARTIFICIALES 62
VERDURA 101, 179, 187, 190, 192,
    202, 205, 215, 216, 227, 228,
    237, 245
VIRUS 23, 25, 29, 46, 49, 50, 55,
    63, 64, 65, 67, 80, 86, 88, 89, 90,
    92, 110, 132, 144, 172, 196, 197,
    213, 233, 235

VITAMINA
    A 206, 220, 238
    C 202, 203, 206, 212, 219, 226,
        237, 238
    D 204, 205
    E 220, 238

X

XILITOL 123, 228, 229, 230, 236,
    239

Z

ZINC 104, 112, 205, 208, 210, 211,
    212, 219, 238

OIL PULLING

SOBRE EL AUTOR

El doctor Bruce Fife es escritor, conferenciante, nutricionista titulado y médico naturópata. Ha escrito más de veinte libros, entre ellos, *Water for Health and Healing, El milagro del aceite de coco* y *Eat Fat, Look Thin*. Es editor de *Healthy Ways Newsletter*, y presidente del Coconut Research Center (www.coconutresearchcenter.org), entidad sin ánimo de lucro cuyo objetivo es divulgar las propiedades nutritivas y beneficiosas para la salud del coco.

El doctor Fife está reconocido internacionalmente como la mayor autoridad sobre los aspectos nutritivos del coco y temas afines. Fue el primero en recopilar los estudios médicos sobre los beneficios de esta fruta para la salud y exponerlos en un formato comprensible y de lectura accesible para el público general. Como tal, viaja por todo el mundo para desvelar por igual a profesionales de la medicina y gente corriente las maravillas del coco. Por esta razón se le suele llamar el «gurú del coco», y mucha gente lo llama cariñosamente «doctor Coco».

Para una copia de muestra del *Healthy Ways Newsletter* del doctor Fife o para suscribirse gratuitamente al boletín, se puede visitar la página www.coconutresearchcenter.org/newsletter-sample.htm.

ÍNDICE

Un nuevo sistema para gozar de mejor salud 9
    Los enjuagues con aceite me devolvieron la vida 9
    ¿Qué es todo esto? 11
    La boca es el espejo del cuerpo 13
    Una cura sencilla... 17
    La nueva terapia del Oil Pulling..................................... 19
Bacterias, hongos y caries 25
    Los habitantes de la boca 25
    La saliva 29
    Problemas bucales habituales... 35
Todas las enfermedades empiezan en la boca............................ 45
    La teoría de la infección focal sobre la enfermedad 47
    Las aportaciones del doctor Weston A. Price y otros......... 51
    El resurgimiento de la teoría de la infección focal 59
Odontología mortal.. 95
    Las endodoncias.. 96
    Los empastes de amalgama 101
    Los materiales dentales... 112
    El fluoruro.. 115
    La odontología biológica 124

El milagro del Oil Pulling 127
    Una nueva terapia basada en la medicina tradicional 127
    ¿Dónde está la prueba? 131
    Historias de éxito 141
Cómo hacer el Oil Pulling 159
    El Oil Pulling paso a paso 160
    ¿Cuál es el mejor aceite para los enjuagues? 166
    Qué suele ocurrir al empezar con el Oil Pulling 167
    Cómo funciona el Oil Pulling 171
    Ecología bucal 173
La terapia del Oil Pulling del doctor Fife 177
    La terapia del Oil Pulling 177
    Una dieta sana 179
    La maldición del azúcar 188
    Los aceites dietéticos 194
    La ingesta de líquidos 199
    Vitaminas y minerales 202
    El cuidado de los dientes 209
    Desintoxicación de los metales pesados 210
    Los medicamentos 221
    La dinámica ácido/alcalino 224
    Los programas de desintoxicación 230
    Mantenimiento y terapia del Oil Pulling 233
    Resumen del programa 236
    Los buenos resultados 240

Mitos y falsas ideas sobre el Oil Pulling 243
Bibliografía 251
Notas 253
Índice temático 267
Sobre el autor 275